Dr. med. Dieter Markert

Die neue Markert-Diät

Dr. med. Dieter Markert

Die neue Markert-Diät

Für Christina –
fortwährende Inspiration,
in Dankbarkeit und Liebe

schlütersche

Bibliografische Information der Deutschen Bibliothek

Die Deutsche Bibliothek verzeichnet diese Publikation in der Deutschen Nationalbibliografie; detaillierte bibliografische Daten sind im Internet über http://dnb.de abrufbar.

ISBN 3-87706-888-X

Anschrift des Autors:
Dr. med. Dieter Markert
Lange Hecke 3
63796 Kahl am Main

Bildnachweis:
Ingo Wandmacher: 5, 8–19, 44, 49, 57–59, 66–69, 73–77, 79–89
MEV Bilddatenbank: 20–33, 36–40, 45–46, 50, 52–53, 60–65, 71, 78, 90–91
MH Foto Design: 34–35, 51, 70
Kerker + Baum: Titel li., 43, 92
Künster/Jacobs Stock Photography: Titel re.
Multan GmbH: 7, 95

Gestaltung: Schlütersche GmbH & Co. KG, Verlag und Druckerei, Hannover
Konzeption und Satz: Die Feder GmbH, Wetzlar
Druck: Schlütersche DRUCK GmbH & Co. KG, Langenhagen
Bindung: Buchbinderei S. R. Büge GmbH, Celle

Inhalt

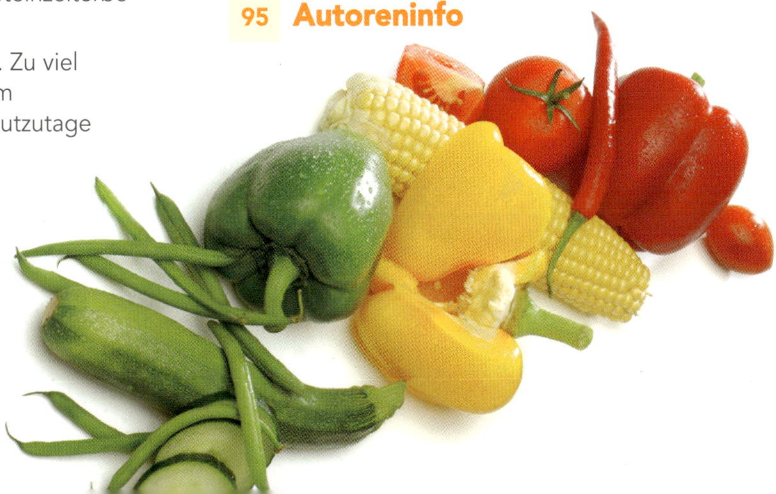

Vorwort

Liebe Leserinnen und Leser,

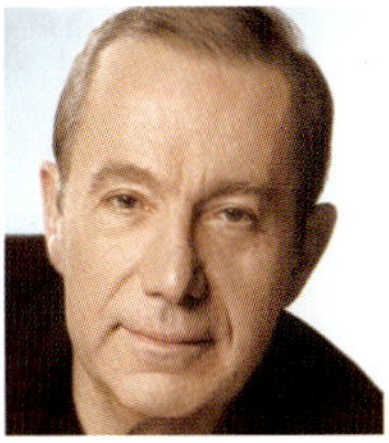

Die Markert-Methode, Abnehmen durch exaktes Bedienen der physiologischen Vorgaben und (spielerisches) Einüben einer gesunden, neuen Lebensführung, hat seit dem Jahre 1995 einen Siegeszug ohnegleichen um die Welt angetreten. Mit weit über 2 Millionen verkaufter Bücher ist sie zur erfolgreichsten Gewichtsreduktionsmethode aller Zeiten avanciert. Durch ihre wissenschaftliche Anerkennung im Jahre 2000 ist sie auch bei Ärzten und Therapeuten zur Methode der 1. Wahl bei der Prävention und Bekämpfung aller Formen von ernährungsbedingten Krankheiten (metabolisches Syndrom) geworden.

Das mit meinem Namen assoziierte Verfahren ist nicht irgendeine, auf einer langen Reihe von nutzlosen, ja gefährlichen Diäten, sondern der Goldstandard bei der Rückgewinnung von Schlankheit in Gesundheit und Lebensfreude.

Sie nutzt tatkräftig die Vorgaben unseres steinzeitlichen Erbes, reduziert dabei nicht einfach wahllos Kalorien zu Lasten von Gesundheit und Wohlgefühl, sondern zeigt, dass durch die beiden „Todsünden" von Bewegungsmangel und Überernährung der Mensch aus „seiner Biologie fällt".

Aus dieser metabolischen Sackgasse führt nur ein einziger Weg heraus: Änderung der (falschen) Lebensführung (altgriechisch „diaita"). Die Markert-Diät kehrt zurück zu den Wurzeln und erfüllt das Vermächtnis des Vaters der Medizin Hippokrates (460–377 v. C.) und seines *regimen sanitatis* in nahezu perfekter Weise!

Mit dem vorliegenden Buch wird der ursprünglich strenge und spartanische Charakter des Turbo-Abnehmens revolutioniert, als nun Schlemmen und Slimmen harmonisch zusammengehen. Abnehmen macht plötzlich wieder unbändigen Spaß. Die Zunge und alle Sinne kommen dabei voll auf ihre Kosten. Es hat sich nämlich gezeigt, dass meine Methode auch dann hervorragende Ergebnisse beim Fettabbau zeigt, wenn zur Umprogrammierung des Stoffwechsels (Insulin senken, Fettverbrennung steigern!) richtig gegessen wird.

Durch die von mir entwickelte Diät-Pyramide wird der unsinnige Streit von pro Kohlenhydrate – contra Fette überwunden, ja aufgegeben, weil es sich gezeigt hat, dass beide Fraktionen, richtig eingesetzt, in jeder Beziehung wertvoll und segensreich sind. Der richtige Umgang mit der Pyramide ist kinderleicht und bringt so gut wie keinen Verzicht.

Meine Rezepte sind leicht nachzukochen, haben wenig Kalorien, versorgen Sie sämtlich mit den richtigen Proteinen, Fetten und Kohlenhydraten und tun einfach nur gut.

Viel Spaß und Erfolg auf Ihrem (leichten) Weg zu neuer Schlankheit und Gesundheit!

Frankfurt, im September 2003

Dr. med. Dieter Markert

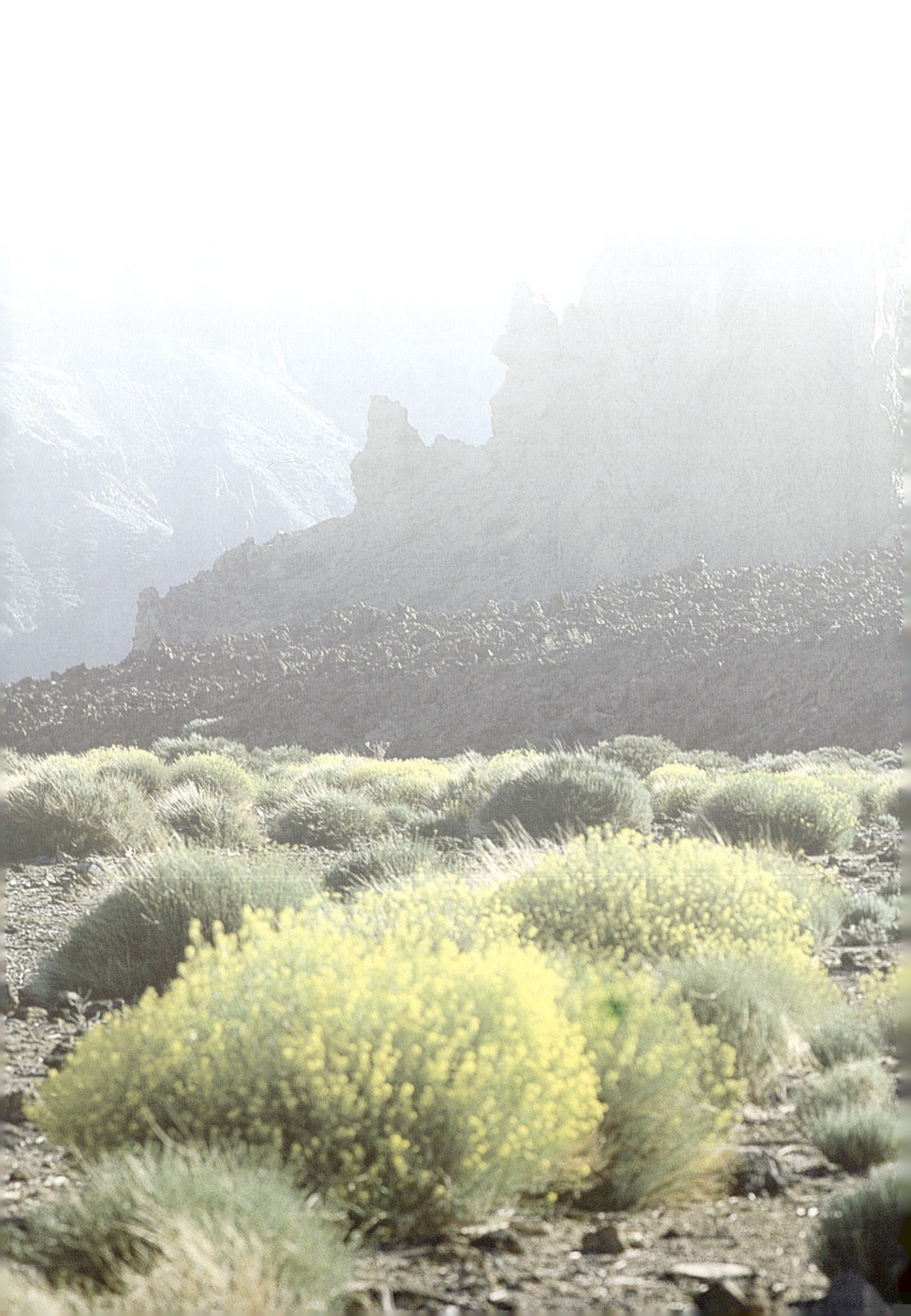

Teil 1

Evolutionsgeschichte der Diät

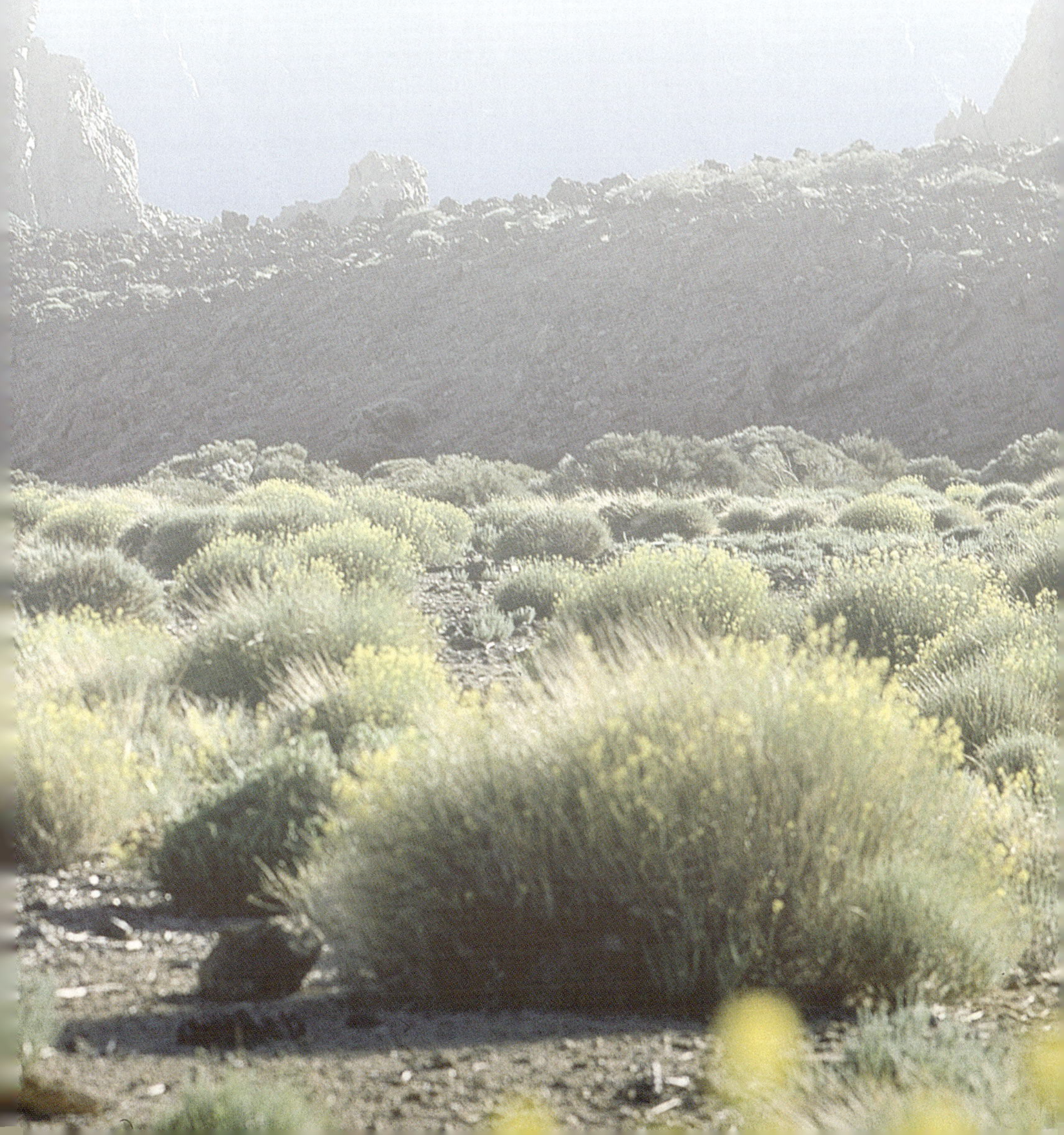

Von Grashalm und Säbelzahn – wie alles anfing

Es geschah vor ungefähr sechs Millionen Jahren. Aus dem Dickicht des Dschungels traten drei menschenähnliche Wesen hinaus an die Grenze zur unendlich weiten Savanne und sicherten das Gelände.

Ihr Aussehen ähnelte eher einem Schimpansen als einem Menschen. Sie waren nur knapp eineinhalb Meter groß, ihr Körper war von dichtem, braunem Fell bedeckt. Ihr Gang war halb gebückt, halb aufrecht. Alle paar Meter erhoben sie sich zur vollen Größe und schauten über das Weit der dürren Graslandschaft, ob ein Feind – Python oder Säbelzahntiger – in Sicht war. An der Wasserstelle waren sie besonders vor Krokodilen auf der Hut. Doch nichts war zu sehen.

Der Anführer, nennen wir ihn Gonzo, winkte, die beiden andern folgten. Man war auf Nahrungssuche. Gräser, Wurzeln, Früchte, Beeren und hier und da ein paar Halme wilden Hafers waren es, die unseren Vorfahren ihr kümmerliches Dasein im heutigen Zentralafrika sicherten und so die Art erhielten, ja einen evolutionären Schub ungeheuren Ausmaßes entfachten, der von den Affen über die Affenähnlichen bis zum Menschen heutiger Prägung führte! Doch schauen wir genauer hin: Vorsichtig pflückt Gonzo wilde Beeren aus einem Busch. Prüft Geruch und Aussehen, bevor er sie zum Mund führt, der ein Gebiss enthält, dessen Form und Funktion sich ganz und gar von dem eines Affen unterscheidet. Die Reiß- und Schneidezähne sind schon schmaler und kürzer. Der Zahnschmelz dicker und an die karge Kost angepasster, der Gesichtsschädel insgesamt schmaler und steiler. Über den Augen wölben sich wulstige Knochenvorsprünge, die auf den ersten Blick wieder an den gemeinsamen Vorfahren erinnern, wenn – ja, wenn da nicht die Augen wären. Diese Augen sind es, die am eklatantesten sagen: „Hier ist kein Tier, kein instinktgetriebenes Wesen auf Nahrungssuche". Nein, ein Zwischenhirn hat ein übergeordnetes Ganzes, einen Controller entwickelt, er ist noch primitiv, wird sich aber in etwa vier Millionen Jahren, unter dem Einfluss der drastisch veränderten Nahrung, explosionsartig entfalten und direkt und ohne Umwege zum modernen Menschen heutiger Prägung führen.

Doch schauen wir uns die kleine Gruppe weiter an: Nachdem alles sicher war und die Gruppe keinerlei Gefahr sah, ging sie weiter in die offene Savanne hinaus. Was war das? Ein Weibchen schaute sich kurz um, lockte mit ein paar zärtlichen Lauten – und siehe da, ein Winzling kam aus dem dichten Gebüsch und sprang der Mutter in die Arme. Gonzo schaute sich um. Er bleckte die Zähne und zog die Augenbrauen hoch, schnitt eine Art zärtlicher Grimasse und bot den beiden von den eben gepflückten Beeren eine Handvoll an.

Und hier sehen wir schon wieder einen ganz entscheidenden Unterschied zu unseren Urahnen: Durch den aufrechten Gang war es plötzlich möglich, lange Strecken zurückzulegen; die „befreiten Hände" konnten Nahrung über Stunden transportieren, um so der Sippe in einem fernen Lebensraum Essen und damit Leben zu bringen und Über-Leben zu sichern. Alles evolutionäre Vorteile par excellence!

Da diese prähistorische Diät alles andere als gehaltvoll war, mussten sich die Drei und das Baby drei viertel des Tages mit der Nahrungssuche abmühen, um abends ziemlich müde und abgekämpft in den nahen Wald zu ziehen, wo sie im tiefen Dickicht in einem höhlenähnlichen Verhau ihre Ruhestatt hatten. Dort verdösten sie den Rest des Tages und verbrachten die Nacht.

Raubzügen von aggressiven Schimpansen begegneten sie mit einem ausgeklügelten Vorwarnsystem. Wiederum ein Riesenvorteil gegenüber den Unterrangigen und ein Triumph des neuen, frisch gewachsenen kognitiven Bewusstseins gegenüber tierischen Instinkten. Denn diese Erfahrungswerte wurden zunächst noch in sehr primitiven Großhirnstrukturen gespeichert und in einem Kurz- und Langzeitgedächtnis abgelegt, das sich in großen Zeiträumen zu einem selbstständigen Ganzen entwickeln sollte. Nur der Mensch verfügt darüber und hat dadurch unschätzbare Vorteile, die sein Leben in jeder Hinsicht prägen, ja schützen.

Werfen wir einen Blick in die Laubhöhle der sich zur Ruhe begebenden, satten Kleinsippe. Gonzo wälzt sich zufrieden und satt am Boden. Durch schrille Vogelschreie erschreckt, sucht das Baby Zuflucht auf dem Bauch der Mutter. Die streicht ihm sanft über den Hinterkopf. Wiederum sehen wir: die Hand ist viel mehr als nur ein Werkzeug. Sie vermittelt Ruhe und Sicherheit in einer Welt voller Gefahren und Ärgernisse.

Gonzo war ein Jogger

Am nächsten Morgen, kurz vor Sonnenaufgang, wird Gonzo als erster wach. Wittert auf den Beinen stehend den Geruch des Waldes, und nachdem alles in Ordnung zu sein scheint, geht er hinaus in den Wald. Die andern dösen noch. An

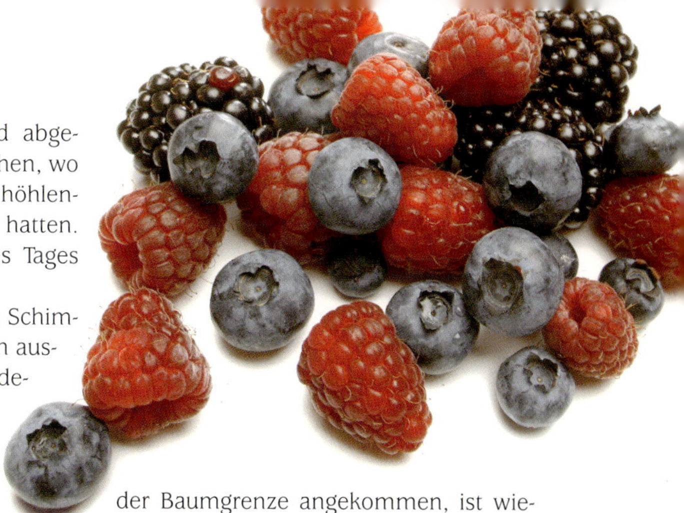

der Baumgrenze angekommen, ist wieder äußerste Vorsicht angebracht, denn jetzt sind Säbelzahntiger & Co. auf Jagd, und Affen und Artverwandte stehen ganz oben auf deren Liste. Aber das Gelände ist ruhig. Da sie gestern an dieser Stelle ausgiebig Beute gemacht haben, ist der Platz leer.

Die Nahrungssuche muss ausgedehnt werden. Gonzo blickt sich um. Er sieht nichts als weites Land, hier und da von ein paar kümmerlichen Büschen und Grasinseln durchsetzt. In ungefähr 5 km Entfernung, kurz vor dem Horizont, blitzt frisches Grün. Geht Gonzo jetzt langsam und allmählich in das weite Gelände hinein, läuft er Gefahr, von Feinden erkannt und angegriffen zu werden. Außerdem dauert das alles viel zu lange. Seine Sippe würde hungrig und unruhig aufwachen und sich womöglich selbst auf die Suche machen. Was ist zu tun? Gonzo richtet sich zu seiner vollen Größe auf. Sichert kurz noch einmal das Gelände – und ab geht es! Erst ein kleinen, kurzen Trippelschritten, dann in größeren, zockelt und trabt er seinem Ziel zu. Ab und an bleibt er kurz stehen, versichert sich, dass keine Bedrohung zu sehen ist, und nimmt dann seinen kräfte- und energiesparenden Trab wieder auf, der mit einem Minimum an Kraftverbrauch ein Maximum an zurückgelegtem Weg garantiert. Auf diese Weise ist er in einer drei viertel Stunde am Ziel. Sein Instinkt, nein seine Erfahrung, hat ihm Recht gegeben. Der Platz ist hervorragend. Auf dem Boden findet er Nüsse, die zum großen Teil in geplatzten Schalen liegen. Diese dienen dazu, den Kräfteverbrauch auszugleichen und genügend Power für den Rückweg zu bringen. Als er satt ist, nimmt er, so viel er tragen kann, in beide Hände und macht sich auf den Rückweg. Nach zwei Stunden, gerade als die Sonne aufgeht, ist er wieder an der Schlafstatt und legt seinen inzwischen wachen Genossen das Mitgebrachte vorsichtig auf den Boden. Zufrieden grunzend tun diese sich an dem Mahle gütlich und wir sehen wiederum den evolutionären Vorteil und Unterschied zum Affen: Dort geht die gesamte Sippe auf die Jagd nach Futter. Mütter, Kinder und Schwache bleiben außen vor und sind im Falle einer Behinderung oder Schwangerschaft ernsthaft und lebensbedrohlich gefährdet.

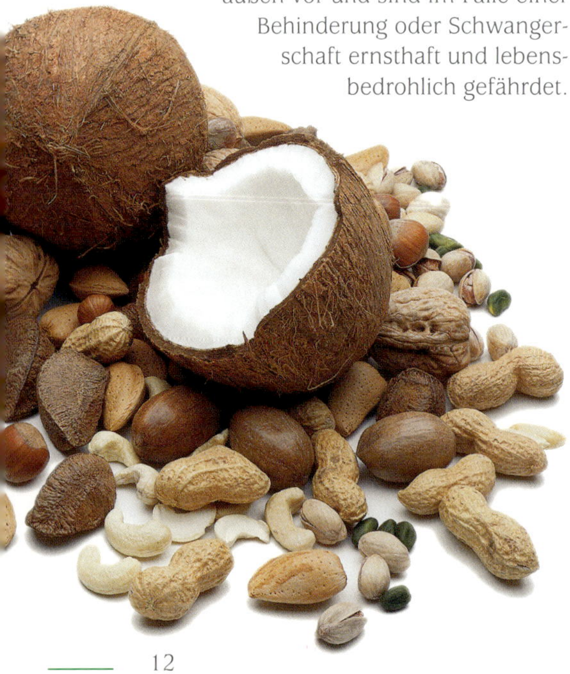

Erst kürzlich fand man Überreste dieser Menschen im Gebiet des heutigen Tschad und nannte diesen Urahn aller Menschen, vielleicht sogar unseren Gonzo, *Sahelanthropus tschadensis* oder etwas flotter *Toumai* – frei übersetzt „Mut und Hoffnung zum Leben".

Lucy & Co. oder: Erst der Kampf ums Überleben sichert die Art

Gonzo und Genossen haben ein kurzes, aber friedliches Leben geführt und sind sicher nicht viel älter als 25, 30 Jahre geworden. Da sie so gut wie keine Proteine in ihrer Ernährung hatten, sind alle höherwertigen körperlichen Funktionen auf Sparflamme gelaufen. Die Immunabwehr funktioniert umso stärker und nachhaltiger, je mehr sie von der Zufuhr dieser Bausteine des Lebens gestützt wird.

Verlassen wir den Lebensraum und machen einen Zeitsprung von etwa drei bis dreieinhalb Millionen Jahren. Schauen wir uns in der Gegend des heutigen Äthiopien um. Entlang des großen afrikanischen Grabens (*Rift Valley*) steht die eigentliche Wiege der Menschheit.

Zoomen wir uns ins Hochland von Zentraläthiopien, in die Gegend der heutigen Wüste *Afar*. Am frühen Morgen, in der Nähe einer tiefer gelegenen Höhle, entsteht Bewegung. Man hört Laute, die sich sehr von denen tierischer Natur unterscheiden. Aus der Höhle tritt ein zierliches Wesen, nicht mehr so kräftig behaart wie weiland Gonzo. Vom Habitus her aufrechter im Gang. Die affenähnliche Wölbung des mittleren und unteren Gesichtsschädels ist verschwunden. Die Augen frischer und lebendiger im Ausdruck. Es lockt nach hinten und heraus treten vier weitere Gruppenmitglieder, zwei ältere männliche und ein jüngeres weibliches. Das zweite weibliche Wesen nennen wir Lucy; es hat ein Baby auf dem Arm. Es ist offenbar unterernährt und überhaupt herrscht heute morgen eine große Unruhe, denn nach einem großen Regen musste die Sippe längere Zeit in der Höhle ausharren und benötigt dringend Wasser und Nahrung.

An einem nahe gelegenen kleineren See verscheuchen sie einige kleinere Tiere, um sich dann lang und ausgiebig hinzuknien und mit den Händen Wasser in sich hineinzuschaufeln. Die Gegend um sie herum ist äußerst karg und karstig. Trockene Büsche, verdorrte Gräser. Durch die tektonischen Verwerfungen bei der Entstehung des Großen Grabens gibt es in dieser Gegend unzählige Höhlen. Darin haben nicht nur Lucy & Co. Schutz gefunden. Auch unzählige Raubtiere wie Bären, Tiger und Löwen hausen in der Nachbarschaft und machen bei der Beutejagd keinen Unterschied zwischen Mensch und Tier.

Zentrale an Peripherie: Alles im Lot

Wie sehen sie also aus, diese *Survial Kits*, denen wir alle unser Leben verdanken und die bei einer unsachlich oder falsch durchgeführten Diät alles nur noch schlimmer machen?

In der Reihenfolge der Wichtigkeiten hätten wir da:

- Den *Adipostaten*, unseren Stoffwechselregler. Energiesteuerzentrale und Überlebensgarant der allerwichtigsten Sorte.
- Die Schilddrüse, unser Körperheizkraftwerk – quasi unser *zentraler* Stoffwechselregler. Sie steuert den Stoffwechsel, produziert aber keine Wärme.
- Die Muskulatur. Die Tanks und Speicher für den schnellen Energiebedarf zwischendurch.
- *Last but not least* die Eiweiße und was sie mit Stoffwechsel und Überleben zu tun haben.

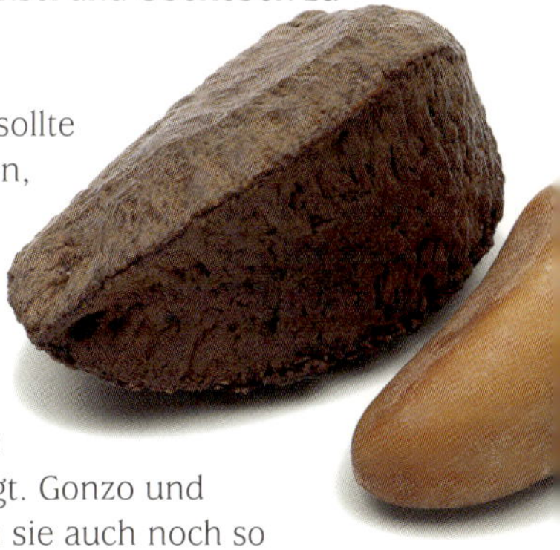

„Alles im Lot!“ So sollte die Botschaft lauten, wenn Mann und Frau schlank und gesund sind und die *Hotline* zwischen oben und unten in Harmonie schwingt. Gonzo und Konsorten, mögen sie auch noch so störanfällig und unfertig durch die Pampa gelaufen sein, waren doch zumindest von der Evolution als Krönung im aufsteigenden Tierreich ausersehen. Und ein solches Unikat darf nicht dem schnellen Verfall anheim fallen. Stellen wir uns vor, die angepasstere Lucy und ihr Baby hätten gerade von einem markhaltigen Mahl geschlemmt und als Dessert einige Blaubeeren und Paranüsse vertilgt. Dies wurde im Gehirn ganz akribisch als Soll-Zustand der aktuellen Energie- und Ernährungsbilanz vermerkt und mit dem Ist-Zustand, der Menge des von den Fettzellen produzierten Hormons (*Leptin*), abgeglichen. Auf diese Weise *triggert* der Körper ganz elegant den so genannten *Set-Point*. So heißt der (Ideal-)Zustand, bei dem Ernährungszufuhr und -bedarf im Gleichgewicht sind und Lucy zu essen aufhört: Soll und Ist sind in Harmonie. Auf diese Weise isst der Mensch so lange und so viel, bis keiner von beiden Alarm schlägt. Absolute Ruhe im System. Kein Kalorien zählen nötig.

Die überragende Bedeutung dieser Überlebensinstanz wird dann deutlich, wenn Hunger angesagt ist. Soll und Ist, Zentrale und Peripherie fallen auseinander. Spannung entsteht. Stress peitscht durch den Körper. Der *Set-Point* ist aus dem Gleichgewicht. Gonzo, Lucy und all die andern werden so lange bis an den Rand ihrer körperlichen Möglichkeiten umhergetrieben, bis sie das tun, was Evolution und *Adipostat* am dringendsten brauchen: essen, essen, essen, um damit die Art zu erhalten und wieder Harmonie und Frieden im Körper herzustellen.

Auf die heutige Zeit bezogen heißt das: Verknappe ich meine Diät auf ein Minimum – und das tun wir immer bei irgendeiner xy-Diät – dann bringe ich unweigerlich den *Set-Point* ins Wanken. Der *Adipostat* terrorisiert den Körper. Das System gerät aus den Fugen. Unruhe ist angesagt. Der Anfang vom Ende. Jo-Jo-Effekt garantiert. Denken Sie also immer daran: weniger essen bringt gar nichts. Ohne den *Adipostaten* zentral in ein professionelles Diätgeschehen einzubinden, ja zu überlisten und auszuschalten, können Sie alles vergessen. Ja, Sie machen alles nur noch schlimmer! Scheitern vorprogrammiert.

Eiweiß: Das Gold der Evolution

Nach dem Trinken mag der jetzt aufkeimende Hunger der Sippe wohl mächtig zugesetzt haben. In ihrer Verzweiflung drehten sie Steine um, durchwühlten die Büsche nach Samen und Nüssen, doch außer ein paar verdorrten wilden Haferhalmen fanden sie nichts. Jenseits des Sees, hinter einer Baumgruppe, schien sich etwas zu bewegen. Vorsichtig gingen sie darauf zu. Erfahrung und Instinkt sagten Lucy und ihren Artverwandten: „Hier sind wir einigermaßen sicher. Lasst uns weitergehen." Als sie näher kamen, vernahmen sie einen strengen Geruch von verfaultem Fleisch, Verwesung und Moder. Sie verscheuchten ein paar wilde Hunde, die sich offenbar an den noch vorhandenen Fellresten gütlich taten.

In der Luft zog ein einsamer Geier seine ruhigen Kreise. Der Platz war verlassen. Raubtiere, vermutlich ein Höhlenbär, hatten ein größeres Stück Wild gerissen und bis auf das Skelett abgenagt. Enttäuscht und verbittert standen sie davor. Nicht ein bisschen Fleisch, Fett oder Innereien waren mehr übrig. Der Anführer der Sippe, ein kräftiges Männchen, hockte sich voller Wut vor dem Kadaver auf den Boden und schaufelte mit den Händen Erde auf. Seine Pein steigerte sich ganz allmählich zur Raserei. Er ergriff, wie von alleine, einen größeren Stein und hieb in größter Not auf das Skelett ein. Knochen splitterten. Die Beckenschaufel zerbrach. Doch, was war das? Aus dem Inneren der Knochen, vor allem dem Femur, Humerus und Becken, quoll eine weißliche, breiige Masse heraus. Der Anführer hielt inne, winkte die Seinen näher zu sich heran, roch intensiv an der Entdeckung. Nach einem kurzen Palaver und Zustimmung von Seiten der Gruppe nahm er vorsichtig einen Klumpen in die rechte Hand, führte ihn prüfend an die Nase. Roch intensiv. Hielt ihn der Gruppe zum kurzen Schnüffeln hin.

Es passierte etwas ganz Entscheidendes, etwas, das buchstäblich die Welt verändern sollte: Der erste Mensch fand und entdeckte das „Gold der Evolution": das Eiweiß!

Ein kurzer Biss. Etliche Kaubewegungen später, offenbar schmeckte das Mark vorzüglich, fraß das Männchen gierig und unaufhörlich alles Habhafte in sich hinein. Tiefe Befriedigung nach sattem Mahl verspürend, nahm es erneut den Stein auf und hieb so lange auf das gesamte Skelett ein, bis auch der kleinste Knochen zerborsten war, und ermunterte die Gruppe, es ihm gleich zu tun. Auf diese Weise gesättigt, ging die Gruppe schweren Schrittes zur Höhle zurück und verfiel sogleich in einen bleiernen Schlaf, der noch nie so tief und entspannend war.

Durch diesen Vorfall von ungeheurer Tragweite wurde aus ihrem kleinen, bescheidenen Revier mit kargesten Bedingungen ein idealer Standort, ein Überlebensumfeld von unschätzbarem Wert. Wasser gab es genug und Raubtiere, die Beute machten, ebenso. Da diese den Gebrauch von Werkzeugen nicht beherrschten, wurden ihre „Abfälle" plötzlich der Kickstart in die eigentliche Evolution der menschlichen Rasse. Einzig und allein die Geier waren es, die Lucy und Genossen oft zuvor kamen. Doch man lernte schnell, diese mit gezielten Steinwürfen oder groben Ästen zu verjagen.

Durch diese neuartige, hoch konzentrierte Diät kam gewissermaßen ein Kraftzuwachs ungeheuren Ausmaßes über die Gruppe. Die Muskeln wurden straffer und dicker. Die Haut und der fellähnliche Besatz glänzten vermehrt. Ausdauer und Energie nahmen zu. Die Geburtenrate ging steil nach oben. Erkrankungen wurden weniger. Grobe Lalllaute wichen einer etwas differenzierteren, gezielteren, klarer artikulierten Ursprache. Die Gestik wurde umfangreicher. Da ihr Wanderradius um die Höhle durch den wundersamen Kraftschub immer größer wurde, trafen sie auf ihren Beutezügen auf Genossen, die sich die neue Art der Nahrungsbeschaffung abschauten, sie übernahmen und so im gesamten Gebiet des zentralafrikanischen Großen Grabens rasch verbreiteten.

So kam es mit der Zeit, es mögen schon eine Millionen Jahre und mehr gewesen sein, dass der Hirnschädel sich wölbte, die flache Stirn wich; Stirn und Unterkiefer bildeten nun nahezu eine Linie. Wenn Gonzo, Lucy & Co. nur etwa 320 Gramm an Gehirnmasse hatten, waren es nun 500 Gramm und mehr. Das Gehirn entwickelte sich ausschließlich und allein auf dem Boden der stetigen und ungebremsten Proteinzufuhr.

Das führte in dieser Zeit zu Entwicklungen, die bis auf den heutigen Tag unser Leben entscheidend prägen und ohne deren Kenntnis und Nutzung wir zum Beispiel keine Diät erfolgreich abschließen können.

Da diese frühen Menschen durch die konzentriertere Nahrung nicht mehr so viel Zeit auf die Nahrungssuche verwenden mussten und somit mehr Muße hatten, entwickelten sie in der freien Zeit neue Werkzeuge. Steinaxt und Faustkeil mögen da wohl entstanden sein. Zarte, blumige Höhlenmalereien zeugen von einer frühen Phase kultureller Entwick-

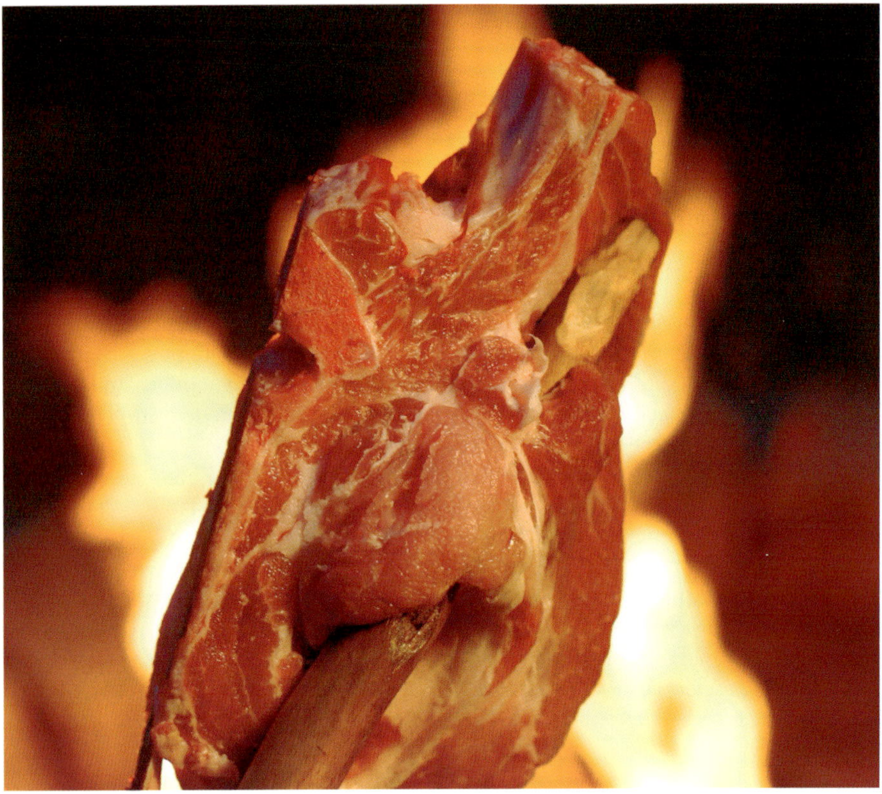

lung, die den Menschen bis auf den heutigen Tag umtreibt und ihn ganz wesentlich vom Tier unterscheidet.

War es durch einen Hieb der Axt und Funkenflug oder ein gedankenverlorenes, unentwegtes Drehen eines Stabs auf dem Boden: auf einmal entzündete sich etwas und Feuer war geboren. Die Höhle bot vermehrt Wärme und Geborgenheit. Die Winter waren nicht mehr so kalt und erträglicher. Die mit Speeren, Äxten und Pfeil und Bogen gejagten Tiere wurden nicht mehr an Ort und Stelle roh gefressen, sondern über dem Feuer gegart, in nie gekannter Bekömmlichkeit verzehrt.

Wollen wir also etwas über die artgerechte Ernährung des Menschen lernen, müssen wir tief hinuntersteigen in die Vergangenheit, um zu erfahren, mit welcher Nahrung sich unser Stoffwechsel zu seiner heutigen Funktionsweise entwickelt hat. Unsere Art zu essen, zu verdauen und zu verstoffwechseln ist durch eine Jahrmillionen dauernde Evolution vorgegeben.

Neandertaler deckten einen Großteil ihres Eiweißbedarfs offensichtlich durch Fleischnahrung. Das haben chemische Analysen von Knochenfunden in Kroatien ergeben. Eine Nährstoffzusammenstellung, wie sie in der Steinzeit vorherrschte – mit hohem Eiweiß- und niedrigem Kohlenhydratanteil, viel L-Carnitin und Jod – ist nach Ansicht führender Experten die Ernährungsform, an die sich der menschliche Körper im Laufe der Jahrmillionen genetisch optimal angepasst hat. Die Steinzeitmenschen nahmen relativ viel Fleisch zu sich. Der Proteingehalt in der Nahrung war mit etwa 20 bis 30 Prozent der Kalorienzufuhr entsprechend hoch. Gleichzeitig war diese Ernährungsform relativ arm an Kohlenhydraten – etwa 20 bis 40 Prozent der Kalorienzufuhr. Hinzu kommt, dass sich die Qualität der Kohlenhydrate durch einen hohen Gehalt an Ballaststoffen auszeichnete. Unsere Vorfahren nahmen Kohlenhydrate hauptsächlich in Form von Früchten und Gemüse zu sich. Bis auf wenige Veränderungen tragen wir die gleichen Gene in uns wie die Steinzeitmenschen.

So entwickelten sich Überlebensstrategien, die uns modernen Menschen das Leben erst gesichert haben. Ohne sie wäre die Spezies längst ausgestorben, als Irrläufer einer evolutionären Nische vom Angesicht des Planeten verschwunden.

Die Schilddrüse: Viel Eiweiß, viel Hitze

Links und rechts des Adamsapfels haben wir zwei halbmondförmige Lappen, von denen die meisten von uns nur den Namen, nicht aber deren zentrale Bedeutung im ewigen Kampf ums Zu- und Abnehmen kennen: die Schilddrüse. Jahrmillionen hindurch hat sie in dem von den Eiweißen vorgegebenen Takt in guten Jahren den Motor schneller, in schlechten langsamer laufen lassen. Wie wir schon wissen, ist das Luxusgut einer jeden Ernährung schlechthin das Eiweiß, pflanzlich oder tierisch. Sowohl der prähistorische als auch der moderne Mensch brauchen, um gesund, frisch und fit zu sein, etwa 0,8 Gramm pro Kilogramm Körpergewicht (Normalgewicht!) an täglicher Eiweißzufuhr. Das bedeutet für einen schlanken, 70 Kilogramm schweren Menschen, 70 Gramm an wertvollstem Eiweiß pro Tag zu essen. Wie sich das zusammensetzen sollte, darüber später mehr. Alle höherwertigen biologischen Funktionen verlaufen samt und sonders Eiweiß gestützt. Ohne sie keine potente Immunabwehr. Krankheiten und Siechtum wären die Folge. Sie bilden Muskeln, Blut, Hormone. Machen ein strahlendes Aussehen. Eine schöne und glatte Haut. Kurzum: sie sind der Baustoff des Lebens schlechthin!

Sind sie im Überfluss vorhanden, dann kann das nur heißen, dass Zeiten des Luxus angebrochen sind. Es wird gesund verheizt wie verrückt. Die Folgen: der Grundumsatz steigt, Haut und Muskeln führen vermehrt Wärme ab. Im umgekehrten Falle: das Angebot an Proteinen ist eingeschränkt – und das passierte in den meisten Fällen bei Nahrungsknappheit durch Seuchen, Dürren und Hungersnöte. Die Heizungsventile wurden drastisch gedrosselt, der Energieumsatz heruntergefahren und damit Überlebenszeit gesichert. Konsequent und nachhaltig. Die Evolution hat sich hierbei einiges Trickreiche einfallen lassen.

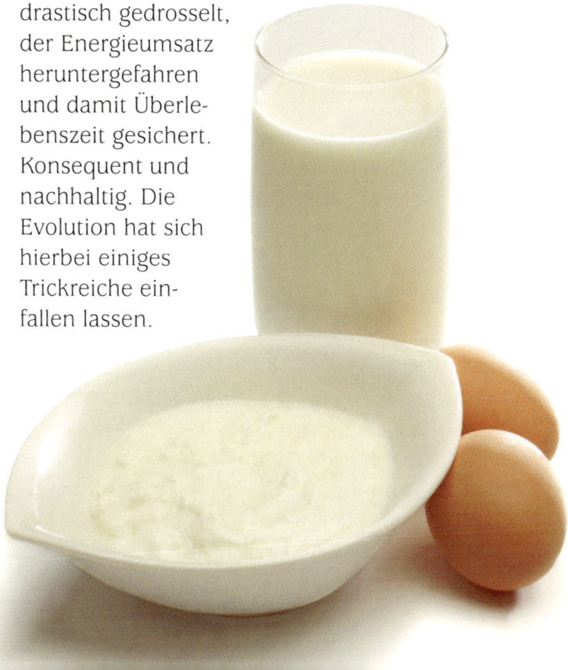

Zwei Hormone sind es, die dieses Heizkraftwerk regieren.

- Zum einen die Vorstufe, das so genannte T_4.
- Zum andern die aktive Variante, das fünfmal stärkere T_3, das ganz entscheidend von der Qualität der Eiweißzufuhr abhängig ist.

Der biologische Sinn liegt wiederum auf der Hand. Viel Eiweiß – viel Umwandlung von T_4 in T_3 – viel Hitze und schlanker Körper. Würde dieses Prinzip nicht nach den mehr oder weniger günstigen Außen- bzw. Ernährungsbedingungen ablaufen und wäre es immer auf dem gleichen Niveau, hieße das, dass jede Form der Nahrungsaufnahme unkontrolliert und üppig wertvolle Energie verheizt. In Katastrophenzeiten geriete das System Mensch sofort und unweigerlich an den Rand des Aussterbens. Doch die Luxusfühler von T_4 und T_3 gehen damit viel sensibler um. Sie (ver-)heizen im Überfluss und sparen in der Not. Dann nämlich, wenn der *Set-Point* durch knappe Nahrungsaufnahme und weniger Eiweißzufuhr ins Straucheln kommt. Jetzt kommt das Notfallszenario des *Heizens nach Bedarf* erst so richtig zum Tragen: aus den Pools des T_4 werden nur geringste Mengen in T_3 umgewandelt, der Stoffwechsel gedrosselt, wenig Wärme über die Haut abgegeben, der Grundumsatz bis zu 70 Prozent heruntergefahren.

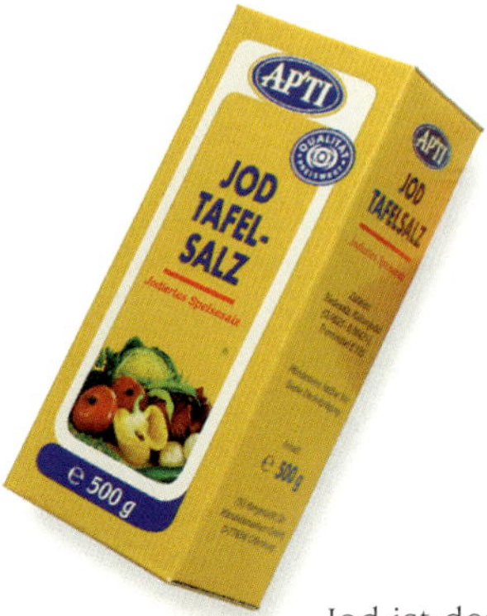

Jod ist der Antrieb für unsere Schilddrüse. Deutschland ist eines der jodärmsten Länder der Welt. Jodmangel ist in Deutschland weit verbreitet und führt zu einer Unterfunktion der Schilddrüse, die sich daraufhin krankhaft vergrößert und den so genannten Kropf (Struma) bildet, der meist operativ behandelt werden muss. Schilddrüsenoperationen gehören in Deutschland zu den am häufigsten ausgeführten Operationen. Betroffen sind davon mehrere Millionen Deutsche – überwiegend Frauen. Statt der täglichen 0,2 mg Jod bekommen wir durchschnittlich 0,08–0,09 mg. Selbst die Anreicherung unseres Speisesalzes mit Jod konnte die tägliche Jodzufuhr gerade einmal auf 0,09 mg erhöhen. Man müsste zum Beispiel 5 g Jodsalz täglich essen, um 0,1 mg Jod zuzuführen. Schilddrüsenhormone sind wichtig, weil sie den Grundumsatz und die Wärmeproduktion des Menschen, d. h. den *Energieverbrauch in völliger Ruhe, regeln. Durch Jodmangel* sinkt der Grundumsatz und führt zu Müdig-

Wie schon bei *Adipostaten* geschildert, genügt es nicht, bei einer Diät einfach weniger zu essen, denn dann springt stereotyp und unvermeidlich dieses Szenario an, welches da sagt „Alarm. Der Dieter, die Tina stirbt. Das hatten wir zwar das letzte Mal vor 150 Jahren. Aber wir sind gewappnet". Drohende und wiederum unvermeidliche Konsequenz: der Jo-Jo-Effekt!

Tabelle 1: Jodgehalt einiger Lebensmittel

Lebensmittel	Gehalt pro 100 g	Portionsgröße	Deckung des Tagesbedarfs
Schellfisch, gegart	190,0 mg	150 g	143 %
Fischstäbchen, gefroren	177,0 mg	150 g	133 %
Kabeljau, tiefgefroren gegart	133,0 mg	150 g	100 %
Garnelen	130,0 mg	100 g	65 %
Miesmuscheln, gegart	89,0 mg	100 g	45 %
Krustentiere, gegart	89,0 mg	100 g	45 %
Rotbarsch, gegart	76,0 mg	150 g	57 %

keit. Wir verbrennen also weniger Kalorien und unsere Nahrung setzt schneller an. Jeder sollte seinen Jodstatus bzw. den Status der Schilddrüse kennen!

Jod ist ein unverzichtbarer Bestandteil der Schilddrüsenhormone T_3 und T_4. Daher nimmt Jod Einfluss auf den gesamten Stoffwechsel. Schilddrüsenhormone erhöhen den Grundumsatz und steuern Reifung und Entwicklung des Nervensystems, der Knochen und anderer Gewebe.

Muskeln: Unsere Kraftstofftanks

Muskeln sind nicht nur fürs Strandbad oder die Muckibude da, nein, evolutionär betrachtet sind sie nichts anderes als Kraftstofftanks und „Möglichmacher" von Ausdauer, Bewegung und somit Flexibilität. Nur wenn man den genauen Mechanismus ihrer Wirkungsweise kennt und nutzt, erreicht man das perfekte Körpergewicht, gutes Aussehen, langes Leben und letztlich Gesundheit. Jede Bewegung, die Gonzo, Lucy oder ein Kommandant einer modernen Weltraumfähre machen, bedarf eines Superbenzins, welches ausschließlich aus den Kohlenhydraten stammt, die wir seit den Urtagen der Menschwerdung brauchen, um rasch und unmittelbar einem Saurier wegzurennen oder eine Flasche Bier aus dem Kühlschrank zu holen.

Woher kommt diese Kraft? Aus den in den Muskelzellen, den Tanks des Körpers, gespeicherten Zuckern (Glucose). Doch diese müssen da irgendwie hinein- und auch wieder herauskommen. Ein äußerst komplizierter Mechanismus. Bewerkstelligt wird das durch so genannte *Insulinrezeptoren*. Die Rezeptoren machen die Zellwand durchlässig für den Zucker, so dass er in die Zelle gelangen kann. Sie sitzen auf der Oberfläche einer jeden Muskelzelle, nehmen aktiv den aus der Kohlenhydratverdauung entstandenen Zucker auf und bunkern ihn. Bei Bedarf (Lucy rennt freudestrahlend ihrem Beschützer entgegen) wird die Glucose verbrannt und bringt dadurch die *Power*, die Bewegung erst möglich macht. Wir lernen, dass die Kraftentfaltung der ersten Art ausschließlich aus dem *Kohlenhydratstoffwechsel* kommt, deshalb ist dieser Anteil sowohl in der steinzeitlichen wie auch der modernen Ernährung als besonders hoch, so um die 50 Prozent herum, einzustufen.

Ich habe bewusst das Beispiel von Wagen und Tanks gewählt, um zu verdeut-

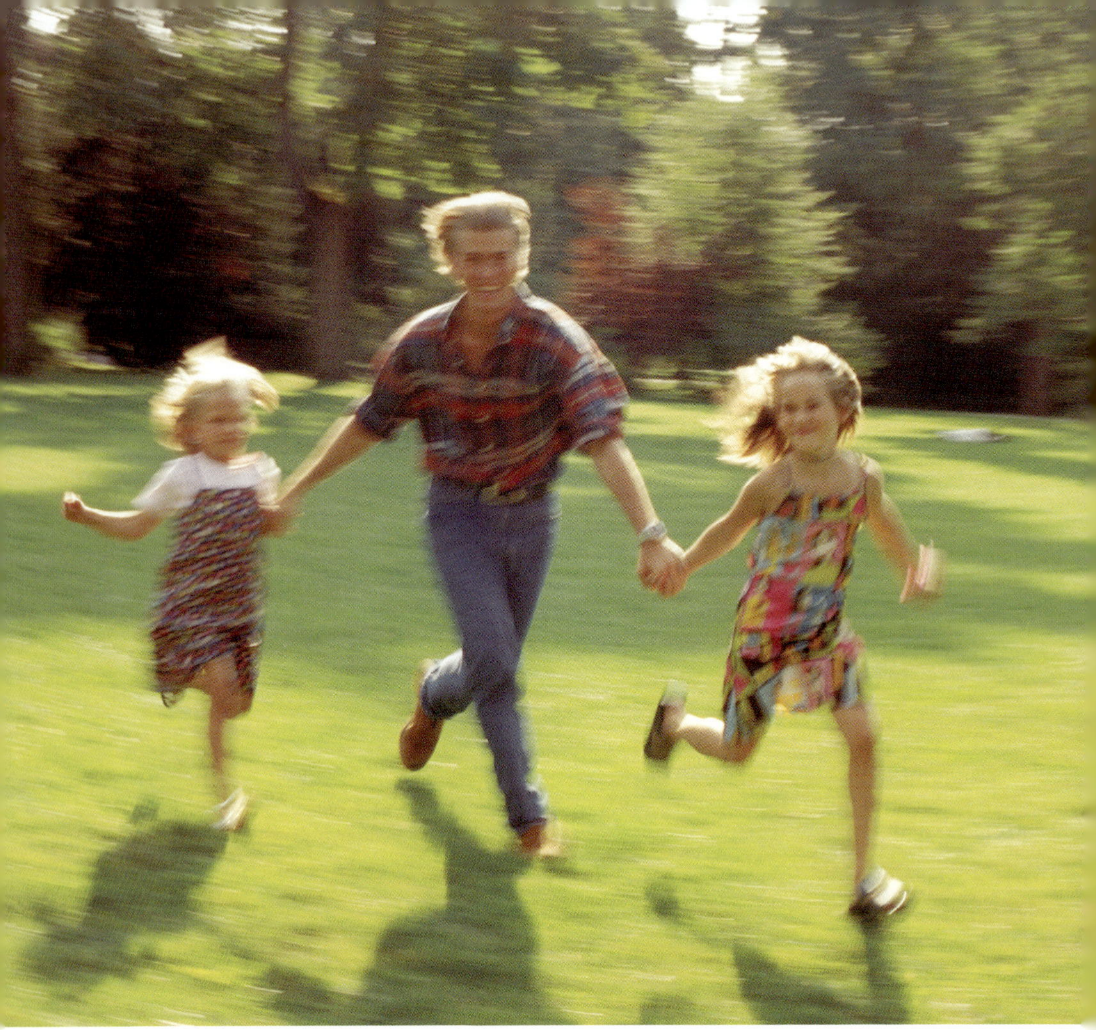

lichen, dass diese Dinge nicht einfach „nur da sind", sondern genau wie jedes Auto der Pflege und sorgsamen Wartung bedürfen, um nicht störanfällig zu werden.

Gonzo, Lucy und Neandertaler machten instinktiv alles richtig, indem sie quasi Tag und Nacht im wahrsten Wortsinn um ihr Leben rannten, denn diese Kraftwerke bedürfen, um fit und leistungsfähig zu bleiben, vor allen eines: Bewegung. Bewegung. Bewegung! Dadurch bleiben sie in Zahl und Funktion lebenslang leistungsfähig und garantieren einen schlanken Körper. *Kein Neandertaler war fett!*

Die optimale Fitness der Insulinrezeptoren kommt nicht nur der Schlankheit zugute, nein: sie ist *der* Schlüssel für (extreme) Langlebigkeit schlechthin. So fanden japanische Wissenschaftler, die die Lebensumstände Hundertjähriger quer durch alle Rassen und Nationen untersuchten, zu ihrem großen Erstaunen heraus, dass jeder dieser Betagten eine Gemeinsamkeit mit allen anderen hatte: wenigstens einmal am Tag legten sie größten Wert darauf, ihren Kreislauf in Schwung zu bringen. Dieses zeigt wohl am augenfälligsten den unschätzbaren Wert von Bewegung auf die menschliche Gesundheit und Langlebigkeit.

Insulin: Der Zündstoff der Verbrennung

Nehmen wir wieder einmal den Fall an, Gonzo oder ein Rocksänger müssen was tun. Das Benzin des menschlichen Lebens, die Zucker, kennen wir bereits. Nur – das Benzin allein lässt den Wagen noch nicht fahren. Es muss also noch etwas anderes, Entscheidendes her, das den Vogel fliegen lässt. Ohne Insulin keine noch so winzige Kraftentfaltung. Lucy kann nicht den kleinsten Stein aufheben. Romeo seiner Julia keine Rose geben. Wiederum schauen wir interessiert auf unsere Muskelzellen. Sie werden vom Insulin so bearbeitet, dass sie den Kraftstoff, die Zuckerpartikel aufnehmen.

Doch damit alleine ist es noch lange nicht getan. Insulin kann noch viel mehr. Es ist unser stärkstes anaboles (aufbauendes) Hormon. Es steuert höchst souverän und unbeirrt zwei unterschiedliche Enzyme (Fermente), die bei bestimmten Konstellationen:

- einerseits Fett aus Zucker aufbauen und auch überflüssig gegessenes Fett speichern – und *die* Baumeister des berühmt-berüchtigten „Hüftgoldes" sind, und andererseits
- genau das Gegenteil machen, indem sie den Rückwärtsgang einlegen und Fett so gewaltig verbrennen, dass weltweit ganze Modelagenturen in Jubel ausbrächen, wenn sie um diese Tricks wüssten!

Wir werden im weiteren Verlauf noch sehen und analysieren, welche Tricks man anwenden muss, um den Zündstoff der Fettsucht richtig zu *handlen* bzw. aus dem Raubtier Insulin einen goldigen Plüschhasen zu machen.

Adrenalin: Die Kampf-Flucht-Reaktion

Ein wahrer Krimi der Menschwerdungs- und -entstehungsgeschichte! Ohne dieses Szenario wäre die Gattung *Homo sapiens* längst ausgestorben. Erst das Abhauen, „Fersengeld" geben, hat uns die kostbare, sonnenbankgebräunte Haut gerettet. Wie das technisch oder besser gesagt Stoffwechsel gestützt (physiologisch) geht, ist uns in groben Grenzen vielleicht schon etwas klar.

Es war, wie schon so oft, wieder einmal einer dieser strahlenden Morgen. Lucy verspürte schon sehr früh einen inneren Drang nach Erleichterung. Ihr „großes Geschäft" verrichtete sie wie immer an einem abgelegenen Platz, etwas außerhalb der Höhle. Dorthin eilte sie unvermittelt und war wie vom Blitz getroffen, als dort der Schrecken des damaligen Prähominiden, eine furchterregende Wildkatze stand, die beim Anblick von Lucy die Zähne bleckte, fauchte und sich langsam aufrichtete und in Angriffsposition brachte.

Was geht in Lucy vor? Schreck. Alarm. Diese Gefühle haben ein Substrat: Stress. Und dieser wiederum speist sich aus den Pools der zugehörigen Hormone (Adrenalin). Diese zünden den Turbo, den Kreislauf, lassen das Herz rasen. Der Blutdruck steigt. Im Geiste denken wir uns einen echten *Le-Mans*-Start, wo mit dröhnenden Motoren die Wagen in Reih und Glied stehen und die Fahrer soeben lossprinten, um die Geschosse zu starten.

Dieses Starten setzt Benzin frei, peitscht es in die Brennkammern und durch diese „kontrollierten Explosionen" erst wird ein Wagen schnell und gewinnt mit viel Glück und Geschick sogar das Rennen.

Dieses Glück wünschen wir Lucy in ihrer höchsten Not. Adrenalin hat noch eine andere, ganz entscheidende Wirkung. Es setzt Lucys „Benzin", nämlich Fett aus dem Fettgewebe und (vermehrt) Zucker aus der Leber frei. Lucy „gibt Gas". Erreicht die Höhle unter Todesangst in der schnellstmöglichen Zeit. Hat ihr Leben gerettet und – stellvertretend auch für uns – die Art erhalten! Ihr Baby hätte keine Überlebenschance im Falle des Sieges durch die Wildkatze gehabt! Der Zucker ist bei dem Sprint restlos verbrannt. Das übrige Fett kreist noch eine Weile im Blut, bis es irgendwann wieder in den Depots gebunkert, d. h. eingelagert wird.

Hungersnöte haben den Menschen gerettet

„Was erzählt er uns denn da?", werden Sie sich jetzt fragen. Diese Dinge assoziieren wir modernen Menschen samt und sonders mit Aussterben, Tod und Vergehen. Nicht so in unserem Falle. Vom ersten Menschen, der irgendwo in Afrika den Pfad der Schimpansen verließ und durch Mutation oder wie auch immer der Urahn aller heute lebenden Menschen wurde, bis vor etwa 150 Jahren war die gesamte Menscheitsgeschichte ein ewig währender Anpassungs- und Ausleseprozess, im Feuer von Hungersnöten, Seuchen, Trockenperioden und Dürren. Ohne ausreichende Anpassungs- und Überlebensstrategien gäbe es uns heute nicht mehr. Die Affen wären die Spitze der Evolutionsgeschichte. Nicht wir!

Fett werden und speichern ist heute so was von *out*, hat aber in Zeiten der Vorfahren den Charakter von „spare im Überfluss, dann hast Du was in der Not" gehabt.

Getrieben durch Erfahrung und „innere Stimme" haben unsere Urahnen, wenn's Mammut satt gab, immer „über den Hunger" gegessen. Dadurch wurden die *Survival Kits,* d. h. die Fettspeicher an Bauch, Po und Oberschenkeln gefüllt und im Notfall, wenn's mal wirklich gar nichts mehr gab, „abgerufen" und als Überlebenshilfe der allerwichtigsten Art wirksam genutzt.

Ein Beispiel: Lucy hat nicht nur für sich, sondern auch für ihr Baby große Verantwortung zu tragen. Tag für Tag ist sie auf der Suche nach Nahrung und Wasser. Meist hat sie dabei auch Erfolg. Feindliche Auseinandersetzungen sind nicht erst eine Erfindung des modernen Menschen. Aggressionen sind so alt wie die Menschheit selbst. Feindlich gesonnene Horden sind also, wie schon so oft, durch Lucys Tal gezogen. Die Männer ihrer Sippe zogen mit Knüppeln, Keulen und primitiven Speeren bewaffnet gegen sie zu Felde und mussten mit Überraschung zur Kenntnis nehmen, dass es dieses Mal wohl nicht mit einem Sieg ausgehen würde. In früheren Streitereien ging es meistens nur um Gerangel, Kräftemessen, und mit einigen Blessuren auf beiden Seiten war es dann getan. Doch dieses

Mal fochten die Gegner mit einer solch vehementen Wut, dass der Anführer von Lucys Horde sehr schnell bemerkt: Hier geht's um Leben oder Tod. Hastig machte er den anderen durch aufgeregte Grunzlaute klar: „Leute, wir müssen hier abhauen. Höhle räumen. Neuer Ort, neues Glück." Lucy griff nach ihrem Baby. Die andern rafften zusammen, was sie gerade noch eben tragen konnten und liefen, liefen buchstäblich um ihr nacktes Leben. Die Feinde immer hinterher. Nur dem Umstand, dass ihr Anführer, ein altes, erfahrenes Männchen, jeden Winkel im weiteren Umfeld der Höhle kannte, hatten es Lucy und Genossen zu verdanken, dass sie nach Stunden der Flucht erschöpft aber sicher sein konnten, noch einmal mit dem Leben davongekommen zu sein. Neuorientierung war also gefragt. Wumba, ihr Anführer, zeigt dabei immer wieder heftig fuchtelnd nach Norden. Breitet dabei weit die Arme aus. Immer und immer wieder und führte sie schließlich zufrieden grinsend zum Munde, sollte wohl heißen: „Weit da draußen kenne ich einen Platz, da können wir wieder einmal ganz von vorne anfangen und unseren neuen *Claim* abstecken. Vertraut mir."

Auf dem Marsch dorthin fanden sie zwar reichlich Wasser und stillten damit ihren Durst, doch Nahrung in dem für sie gewohnten Sinne war überhaupt nicht vorhanden. Hier und da ein paar Beeren. Etwas wilden Hafer. Zu wenig zum Leben. Zu viel zum Sterben.

Doch Lucy hatte vorgesorgt. In guten Zeiten hatte sie satte 20 Kilogramm an Fett gespeichert. Da ein Kilo Fett eine Brennwert von durchschnittlich 7000 Kalorien hat und Lucy mit dem bisschen Hafer, den Nüssen und Beeren auf der Flucht wohl noch 2000 Kalorien am Tag braucht, um zu überleben, gibt ihr dieses für uns heutige Menschen so verpönte Fett die Sicherheit, 70 Tage zu überleben (!). Und in dieser Zeit erreichen sie alle das gelobte neue Land. Einen viel besseren Platz als den, den sie verlassen mussten. Eine Bleibe war schnell gefunden. Die Männer gingen wie gewohnt auf die Jagd und brachten reichlich Nahrung und damit wertvolles Eiweiß nach Hause. Was im Überfluss kam, wurde gegessen. Fett wieder für schlechte Zeiten eingelagert.

Dieses ständige Zu- und wieder Abnehmen ist so eng mit unserer Menschwerdung verknüpft, dass es fast schon ein Synonym für die Gattung ist.

Zu- und Abnehmen als normale, völlig gesunde Sache? Nicht ganz. Denn die Evolution hat im Notfall etwas vorgesehen, was im Lichte moderner Medizin alles andere als gesund ist. Fokussieren wir unser Interesse wieder einmal weg von Lucys persönlichem Schicksal, hin zu den inneren Vorgängen des Stoffwechsels. Was passiert im Falle von reduzierter Nahrung? Richtig. Der Überlebenswächter im Gehirn, unser *Adipostat,* stellt nüchtern fest: Ich muss ums Überleben kämpfen. Das bedeutet: Alaaaaarm. Lucy stirbt. Wie beginnt unser Körper nun den Stoffwechsel zu verändern?

Er mobilisiert die Energiereserven aus dem Fettgewebe. Gleichzeitig spart er Energie ein. Der Stoffwechsel läuft auf Sparflamme. Außerdem wird Eiweiß aus Muskeln abgebaut, weil der Körper es an anderer Stelle nötiger braucht.

Doch benötigt der Körper, ob er jetzt im Überfluss oder in der schlimmsten Not lebt, vor allem Eines. Na? Genau: Zucker. Zucker und nochmals Zucker. *Der* Brennstoff der ersten Wahl. Ohne den buchstäblich nichts geht. Lucy keinen Schritt vor den andern setzen kann, auch das Gehirn nicht läuft. Warum macht unser Körper aus Eiweiß Zucker? Ganz einfach: Unser Gehirn braucht zum Überleben vor allem Zucker. Fett ist erst der Brennstoff der *zweiten* Wahl. Er wird immer nur dann, nach Verzögerung eingesetzt, wenn's wirklich um die nackte Haut, ums (Über-)Leben geht! Vor der Fettverbrennung läuft also auf Basis des *Notfallstoffwechsels* etwas gänzlich anderes ab. Lucy ist davon genauso betroffen wie der Hollywoodstar, der für einen neuen Film gewaltig abnehmen muss und die xy-Diät macht, die einfach weniger Kalorien liefert und zudem meistens die falschen: Damit rasch und unmittelbar Kraft im System ist und damit Bewegung, Kampf und Flucht möglich werden, muss Zucker her, denn Zucker aus Muskeln ist *schnell* verfügbar – leider auch schnell wieder verbraucht!

Fakt ist unumstößlich, dass der Körper im Falle der Not oder (falschen) Diät ganze zwei Wochen aus wertvollstem Muskeleiweiß pro Tag etwa 200 Gramm verheizt, um (nur) 100 Gramm Zucker daraus zu machen.

Fürwahr ein ziemlich grausames Tun. Fast meint man, das ginge ohne Rücksicht auf Verluste. Der Stärkste wird's schon überleben. Darwinismus pur.

Erst nach dieser schrecklich ungesunden und gefährlichen Zeit schaltet der Körper auf die Kraftstoffgewinnung der zweiten Art, die Fettverbrennung um. In dieser Zeit hat der Mensch satte zwei Kilogramm an Muskeln und Herzgewebe verloren. Auch Immunzellen sind dabei unwiederbringlich verloren gegangen und ein solcher Mensch muss schon sehr gesund und widerstandsfähig sein, um nicht ernsthaft Gefahr zu laufen, dabei größeren Schaden zu erleiden!

Was ich Ihnen damit mit allem Nachdruck noch einmal ans Herz legen möchte ist: Machen Sie um Gottes willen ja nicht den Fehler und tun es Lucy gleich, indem Sie eine künstliche Hungersnot eingehen, d. h. eine für Sie falsche Diät beginnen! Sie riskieren dabei Gesundheitsschäden, die wir im zweiten Teil näher beleuchten werden und die Ihnen (hoffentlich) ein bisschen den Angstschweiß ins Gesicht treiben.

Denn damit wollen wir von der schlechten zur guten Nachricht übergehen, die da heißt: Aus den Fehlern der Urgeschichte kann man lernen, es besser zu machen!

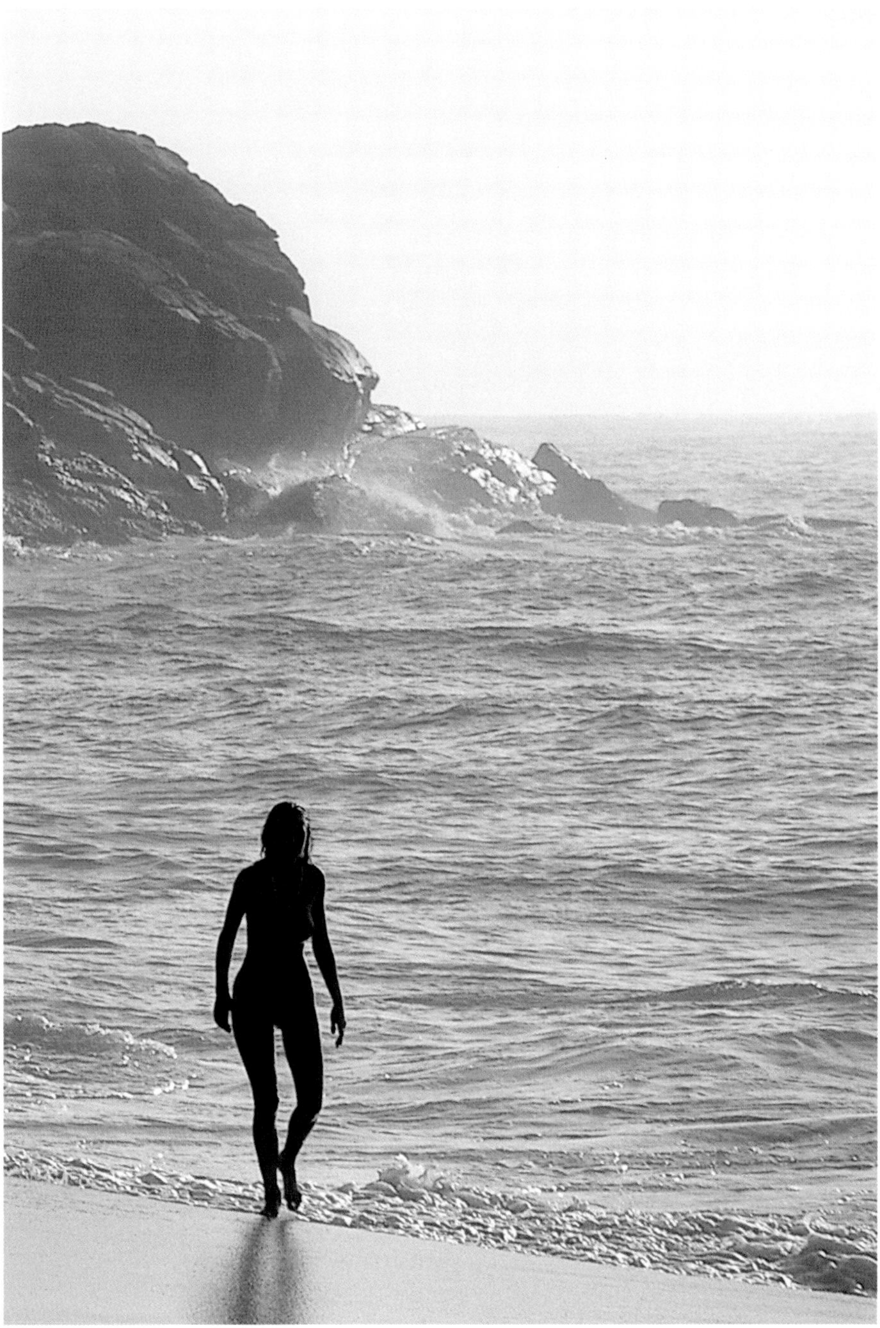

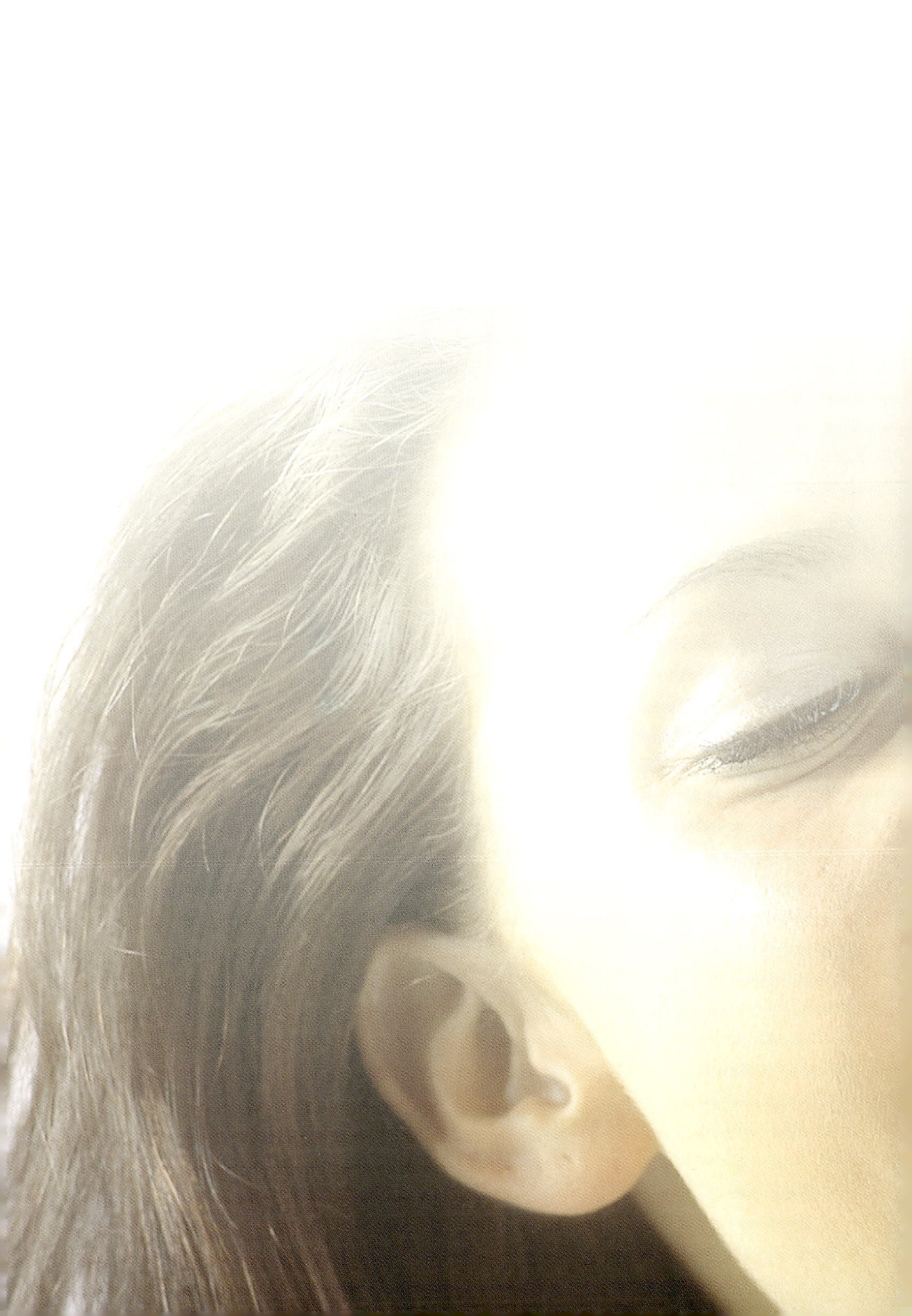

Teil 2

Der moderne Mensch und der immerwährende Kampf um die Pfunde

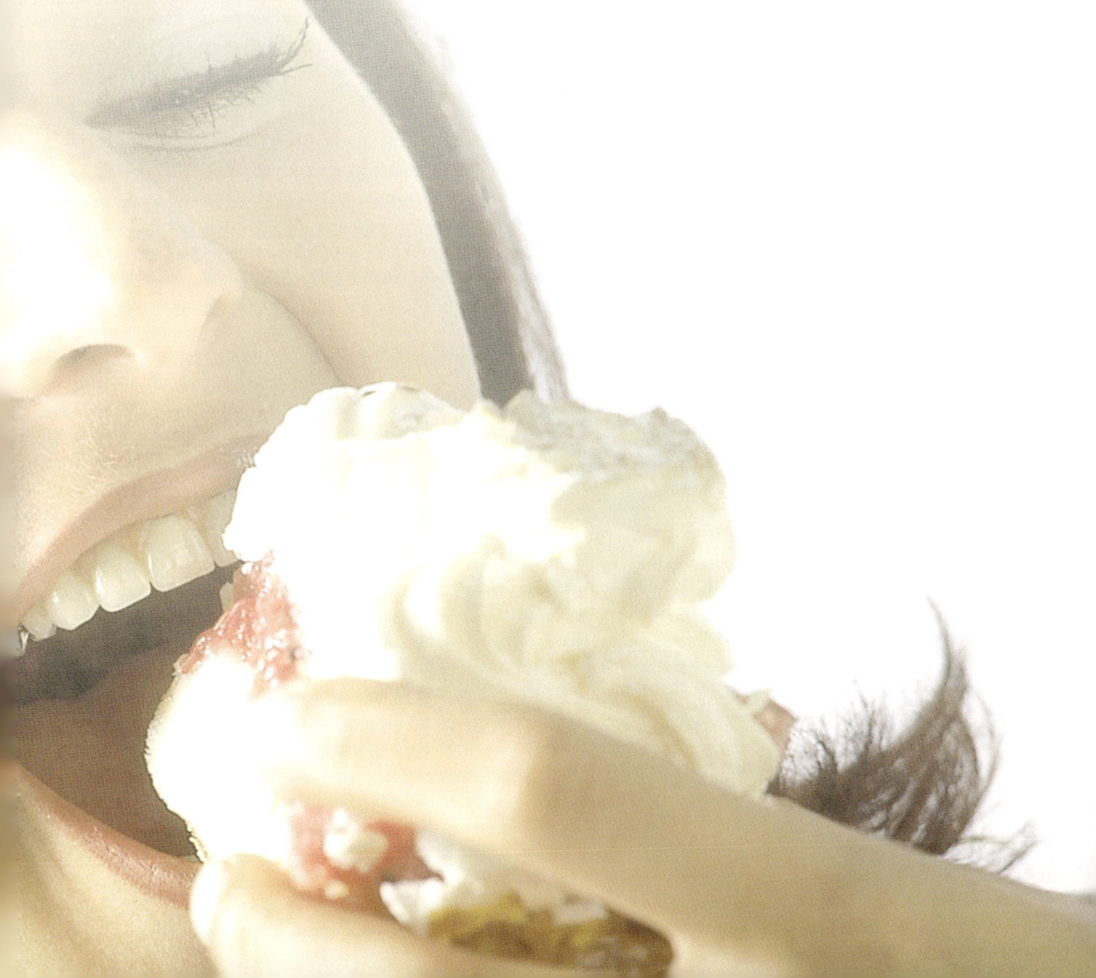

Die moderne Diät: Warum unser Steinzeiterbe so wichtig ist

Jedes Frühjahr überschlagen sie sich vor Jubel. Heilsbotschaften gleich werden da aberwitzige Diätstrategien unter die Menschen gebracht, die von den wahren Vorgängen im menschlichen Körper oftmals nicht viel wissen. Allen gemeinsam ist: weniger essen. Aber genau dies ruft unweigerlich den *Adipostaten* auf den Plan, der seit den Tagen von Lucy darüber wacht, dass er regelmäßig genau die Kalorien zugeführt bekommt, die er akribisch zwischen Soll und Ist als tägliches *muss* gespeichert hat. Und genauso unerbittlich fährt er diesen Diäten in die Parade, die da meinen, es bedarf eben mal einer Kohlsuppen- oder Sauerkrautstrategie, um gesund, schnell und dauerhaft abzunehmen. Weit gefehlt! Dadurch wird schon auf der ersten Stufe der Schilddrüsenaktivität alles getan, um *einzuschränken*, obwohl man doch eigentlich abnehmen = zu Vieles (Pfunde) verlieren wollte. Das ganze System läuft auf Sparflamme, der Körper wird mit unsäglichen Qualen belegt, um gegen Ende der Abnehmbemühungen, völlig fertig mit den Nerven, festzustellen, dass man nur eines perfekt erreicht: die Einbahnstraße des Jo-Jo-Effektes.

Was können wir daraus lernen? Diät heißt in den allermeisten Fällen: *weniger* (kalorienreduziert) und *einseitig* (Eier, Ananas, Salate, etc.) zu essen, und genau damit ist es eben nicht getan. Jeder, der die Botschaft der Steinzeit begriffen hat, wird mir da voll zustimmen können. Genauso falsch ist die Botschaft „Ich glaube, ich muss meine Ernährung umstellen". Auch damit ist es nicht getan. Wenn schon umstellen = ändern, dann die gesamte *Lebensführung*, denn das meint es, wenn man von Diät (altgriechisch *diaita*) redet!

Der Urvater der modernen Medizin, Hippokrates, sah schon um 380 v. Chr. den Menschen im Einklang mit den Ge-

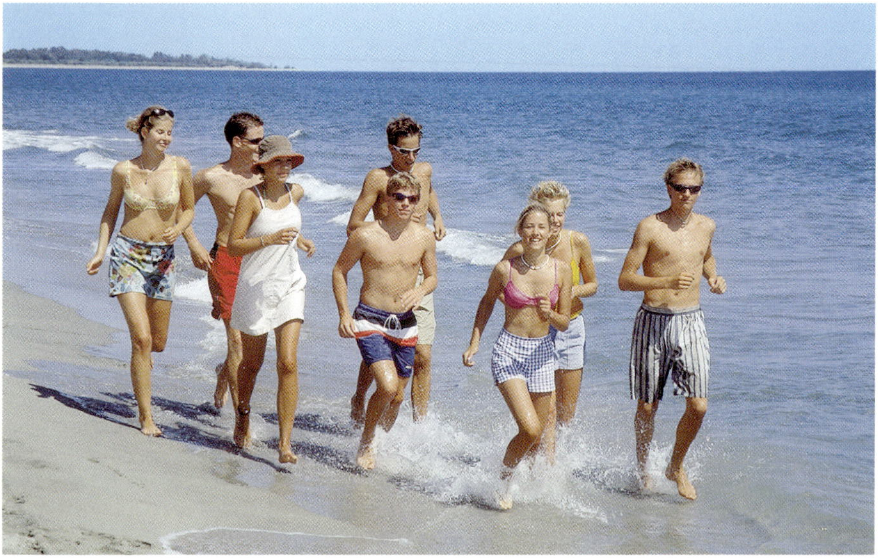

setzen der Natur, prägte in seinem berühmten *Corpus hippocraticum* das klassische Schema, das sich in seiner frappierenden Einfachheit mehr als 2000 Jahre hat halten können. Er meinte mit Diätetik eine Lebensführung, die gänzlich auf Harmonie aus ist. Sie ist integraler Bestandteil einer Medizin, die auf Gleichgewichtspolitik, Wirtschaften und Haushalten in einem primär labilen System (dem des Menschen) aus ist. In seinem berühmten *Regimen sanitatis* zeigt er uns die sechs Säulen der absoluten (An-)Forderungen an ein gesundes Menschenbild auf, ohne die Gesundheit nie und nimmer bestehen kann. Schauen wir sie uns einmal näher an:

1. Aer (Licht und Luft)

Dies spricht für sich. Nicht Stubenhockertum ist gefragt, sondern: „Pack die Badehosen ein und 'rauf auf den Berg und 'rum um den Block. Mit oder ohne Hund."

Ohne Sauerstoff kein Leben. Richtig. Aber woher wusste *Hippokrates* von der segensreichen Wirkung des via Sonnenlicht gebildeten Vitamin D in der Haut? Woher, dass das Licht einen ganz entscheidenden Anteil an der Melatoninbildung der Zirbeldrüse hat, was wiederum den tiefen und gesunden Schlaf in der Nacht garantiert? Woher, dass auch die Stimmungslage eines Menschen ganz entscheidend von der Sonne abhängt und eine Winterdepression immer dann auftreten kann, wenn sie in der kälteren Jahreszeit nicht so oft scheint? Ich appelliere an Sie: Gehen Sie an die frische Lust, lassen Sie abends ruhig mal das Fenster im Schlafzimmer auf und vor allem: verbessern Sie Ihre Luft, hören Sie mit dem Rauchen auf!

Die Anti-Rauch Strategie: Keine Angst vor Gewichtszunahme!

- Legen Sie sich vorausblickend *keinen* Vorrat an Süßigkeiten, Schokolade und Pralinen zu. Als Alternative eignen sich „für den Notfall" zuckerfreie Bonbons.
- Vor allem das erste und zweite Frühstück sind besonders wichtige Mahlzeiten. Dadurch kommen Sie in den natürlichen Essrhythmus, der Sie abends vor Heißhunger bewahrt.
- Jeder Ex-Raucher kann es bestätigen: Das Essen schmeckt plötzlich viel intensiver. Seien Sie kreativ in der Lebensmittelauswahl und probieren Sie regelmäßig neue Zutaten und Speisen aus.
- Haben Sie stets kalorienfreie Getränke parat: Wasser, ungesüßte Tees und stark verdünnte Obst- und Gemüsesäfte. Statt dem Lungenzug, machen Sie ab nun einen kräftigen Schluck.
- Nutzen Sie die neu gewonnene Atemfreiheit und beginnen Sie mit regelmäßiger Ausdauerbewegung. Auch kleine Alltagsbewegungen wie Treppensteigen und rasches Gehen und hin und wieder tiefes Einatmen sind wichtig.

2. Cibus et potus (Speise und Trank)

Und da sind wir schon mitten drin im verminten Gelände! Damit kommen die Menschen seit dem Ende der industriellen Revolution und dem Wegfall der überaus anstrengenden körperlichen Arbeit überhaupt nicht mehr zurecht.

Von unserer Stoffwechselaktivität aus betrachtet sind wir ungefähr im Jahre 1880 stehen geblieben. Nehmen wir uns einen typischen, in dieser Zeit körperlich hart arbeitenden Menschen vor: den berühmt-berüchtigten Scheunendrescher. Er hieb in unvorstellbarer Weise stundenlang mit dem Dreschflegel auf das frisch gemähte Getreide ein, bis er im wahrsten Sinne des Wortes die Spreu vom Weizen getrennt hatte, um in den wohlverdienten Essenspausen „reinzuhauen wie ein Scheunendrescher". Wir dagegen, in den Tagen des fast völligen Verzichtes auf harten, körperlichen Einsatz bei der Arbeit, essen genauso üppig kalorienbeladen wie die Menschen von anno dazumal.

Beim Trinken können wir gnädig drüber hinwegsehen, wenn wir feststellen, dass ein Mensch immer dann gesund und munter lebt, wenn er mindestens zwei bis zweieinhalb Liter am Tag trinkt und Alkoholexzesse (Achtung: Kalorien!) meidet.

3. Motus et quies (Arbeit und Ruhe)

Auch dies ist relativ schnell abgehandelt. So, wie das gesamte Universum, in dem wir auf unserem kleinen Sandkorn Erde umherschwirren, gänzlich auf Ordnung aus ist – das meint der Begriff *Kosmos* nämlich –, so unterliegt auch der Mensch einem ausdrücklichen Tag-Nacht-Rhythmus (Chronobiologie) und wird immer dann anfällig für Störungen und Krankheiten, wenn dieser zyklische Wechsel nicht eingehalten wird. Auch den Stressbegriff könnte man hier abhandeln, wobei Stress nicht gleich Überlastung, sondern ein gewisses Maß an (An-)Spannung durchaus meint. Am besten veranschaulicht man das, indem man zwei Stressbegriffe in die Debatte einbringt:

- den guten = Eu-Stress und
- den bösen = Dis-Stress.

Guten Stress hab ich immer dann, wenn ich z. B. nach der Arbeit vom Büro heimkehre, mir mein Mountain-Bike schnappe, im warmen Frühlingsregen rasant *up-* und *downhill* brettere und der ganze Organismus jubelt, obwohl T-Shirt und Stirn klatschnass sind!

Böser Stress ist immer dann gegeben, wenn ich als Auszubildender neu in der Firma anfange, nun wirklich nicht das gesamte Metier beherrsche, aber von unfähigen Vorgesetzten ständig gequält werde, weil ich das nicht so oder so mache, wie es wäre, wenn ein Ausgelernter da stünde. *Mobbing* pur!

Der wichtigste Aspekt, speziell im Hinblick auf den modernen Menschen, ist jene Art von Arbeit, die wir ausüben müssten, um gesund und topfit zu bleiben. Die Physiker helfen uns da weiter. Sie definieren Arbeit als Kraft mal Weg. Darunter fallen sowohl körperlicher Einsatz am Fließband zu Henry Fords Zeiten, wie auch Jogging, Spazierengehen oder Rennrodeln. Und genau in der zweiten Abteilung sollten wir alle (mehr oder weniger) fest zuhause sein! Denn: wenn man von Diät (*diatia*) spricht, heißt das nie: „Ich muss jetzt einfach mal etwas weniger oder anders essen", sondern:

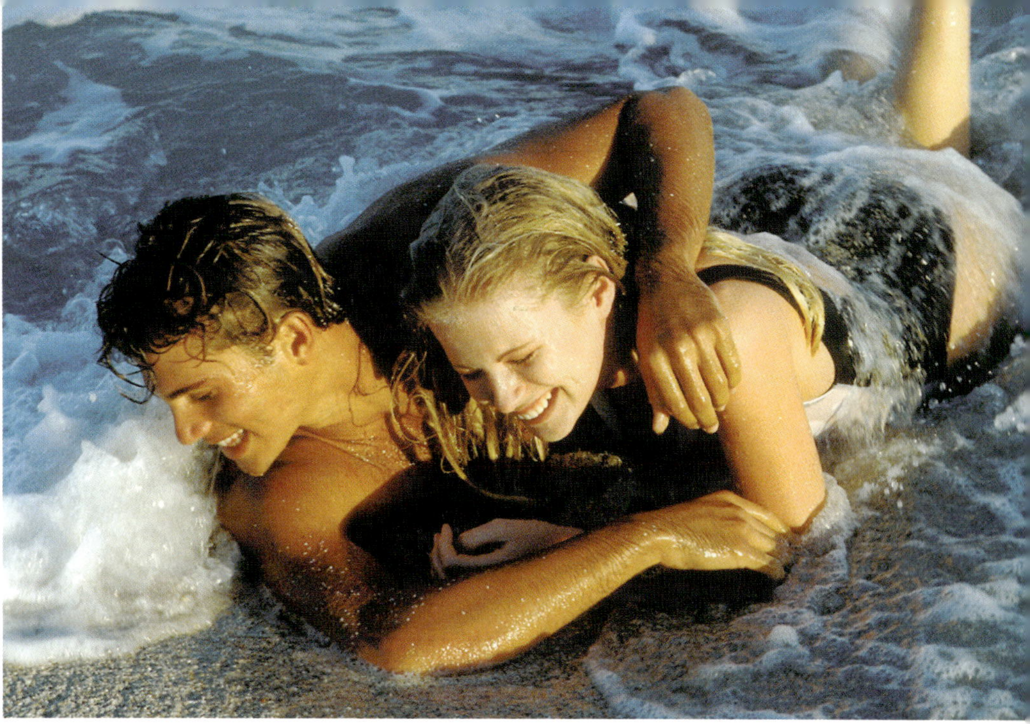

„Ich muss meine (gesamte) Lebensführung ändern, und zwar sofort!"

Wie wir später genauer sehen werden, bedingt das eine das andere. Es reicht nicht aus, einfach mal weniger auf den Teller tun; man muss auch etwas für die kleinen Freunde, die Muskelrezeptoren machen, damit die nicht einschlafen und das System Mensch in die Schieflage = Fettsucht gerät.

Am besten verdeutlicht man das mit einer Metapher: Der menschliche Organismus gleicht einem Pferdefuhrwerk und wird dirigiert, geführt und sicher gelenkt von den Zügeln. Die linke Zügelfunktion sei das Essen, die rechte die Bewegung (Sport, körperliche Arbeit). Bediene ich nur den linken Zügel, macht das Pferd immer nur eine Linkskurve. Ich werde mein endgültiges Ziel nie erreichen. Zieh ich ausdauernd nur rechts, passiert das Gleiche – nur in anderer Richtung. Und genauso verhält es sich mit dem Essen (und der Bewegung/Arbeit/Sport).

Ohne das unverrückbar miteinander verflochtene System der Muskeln und des damit verbundenen Zucker- und Insulinstoffwechsels werde ich niemals das erreichen, was ich mir doch so sehnlichst wünsche: einen schlanken, tollen Körper, dauerhaft und ohne Jo-Jo-Effekt!

4. Somnus et vigilia (Schlafen und Wachen)

5. Excreta et secreta (Ausscheidungen und Absonderungen)

Das lassen wir einfach mal so stehen. Beide Punkte sprechen für sich und sind nicht unbedingt Gegenstand des vorliegenden Buches.

6. Affectus animi (Leidenschaften)

Gerne hätte man Hippokrates gefragt, was er wohl dazu meint. Speziell aus heutiger Sicht, wo Leidenschaften doch erst dann interessant zu werden scheinen, wenn sie sich auf Obsessionen gründen. Jede Zeit neigt zu ihren Übertreibungen.

Ärztlich milde und relativ gnädig blickt man aber auf die Tatsache, dass Leidenschaft oft mit körperlichem Einsatz verbunden ist, was kalorientechnisch von größter Bedeutung ist. Fett *adé* – Spaß *Olé*!

Zu süß. Zu fett. Zu viel Alkohol. Warum Schlanksein heutzutage so schwer ist

Nach so viel Anregung vom Urvater der richtigen Lebensführung sollten wir uns einmal anschauen, was denn eine moderne, junge Frau ernährungstechnisch so alles anstellt, wenn sie spät am Abend das Licht ausmacht und den Kalorienzähler im Gehirn definitiv abschaltet. Der Einfachheit halber nennen wir sie Tina S. aus B. Sie ist heute spät dran. Sie hat verschlafen. Gestern Abend, bei der Geburtstagsfeier ist es sehr spät geworden.

„Mami hast du meine neuen Jeans gesehen?" Genervt vom frühen Hetzen steht Tina nach kurzer Morgentoilette in der Küche, raucht und bedient mit zittrigen Fingern die Kaffeemaschine. Als die Milch kochend aufschäumt, fischt sie mit der freien Hand nach dem Toast und schiebt zwei Scheiben in den Apparat. Während es angenehm frisch nach gebräuntem Brot duftet, trinkt sie ihren mit drei Zuckerstückchen gesüßten Cappuccino im Stehen. Danach kommt ihre Lieblingsmarmelade, Erdbeere, auf die gebutterten Toasts. Dann geht's mit allergrößter Eile in die Garage. Auto raus. Gang rein. Ab auf die Autobahn. Bis zur nahen Großstadt hat sie ungefähr eine Stunde zu fahren. Heute ist sie sehr nervös. Raucht unentwegt. Ein neuer Chef hat heute seinen ersten Tag. „Na, was wird der wieder für Terror machen", denkt sie und entdeckt so ganz zufällig einen Schokoriegel (mit Erdbeerfüllung?) im Handschuhfach. Irgendwo hat sie mal gehört, dass Schokolade angeblich beruhigt oder wars irgendwas mit Hormonen, die glücklich machen sollen? Sei's drum. Er wird gegessen.

Im Büro ist es eigentlich wie immer. Turbulent. Hektisch. Stimmung as usual. Oder „upside down", wie sie immer sagt. Irgendwie hat sie es geschafft, sich in die Mittagspause zu retten. Es gibt Hackbraten. Dazu nimmt sie eine dicke Portion Pommes frites. Als Dessert Rote Grütze mit Schlagsahne. Ihre Kollegin Ines, eine beneidenswerte Barbiefigur mit klassischer Kleidergröße 36, frozzelt: „Na, erwarten wir irgendeine Hungersnot?" Tina hört nicht hin. „Der Hungerhaken", denkt sie, „wird irgendwann nach einer Schwangerschaft sicher noch einmal auseinander gehen wie Hefeteig. Hoffentlich."

Nach dem Essen geht es in den Versammlungsraum, wo Herr Dr. Martens, ein drahtiger, hoch gewachsener Mittdreißiger, unverheiratet, wie die gesamte weibliche Belegschaft aus Gründen der Nichtnachvollziehbarkeit sofort weiß, ans Pult tritt und eine kurze, launige Rede hält. Während er von „Neuanfang und hochmotiviert. *Teamwork* und Interessen der Firma. Mensch sein und bleiben und

und und ..." redet, sieht Tina mit großem Interesse, dass er neben unglaublich breiten Schultern und gebräuntem Gesicht eine Figur hat, die eher einem griechischen Gott als einem *Salesmanager* zu gehören scheint. Ines, die ihren Scannerblick bemerkte, beugt sich rüber und flüstert „Ja, ja. Triathlet. Preise und Pokale ohne Ende. Kommt mit dem Rennrad in die Firma. Statt Zigaretten hat er Obst auf seinem Schreibtisch liegen."

Die Rede war kurz. Die Belegschaft wurde ins Nachbarzimmer gebeten, wo Kaffee und Kuchen und das obligate Gebäck warteten. Tina hatte Lust auf ein Stück Schwarzwälder Kirschtorte. Dazu holt sie sich einen großen Becher Kaffee, den sie mit vier Stückchen Zucker und kräftig Dosensahne aufpeppt. Aufgeregt schielt sie ständig zum neuen Chef hin. Der hat nur einen Obstsalat auf seinem Teller. In der Hand hält er ein Glas Wasser.

Nach einer Stunde war alles vorbei. Viel Arbeit blieb liegen. Mit Hochdruck musste Versäumtes nachgeholt werden. Irgendwie zeigt die Uhr kurz vor 16 Uhr. Auf der Toilette trifft sie Ines wieder. „Na, hast du noch Lust, auf einen Sprung ins Copacabana mitzukommen?" flötet diese. „Gern. Wenn es nicht zu lange dauert." Nach kurzer Fahrt durch die Innenstadt war man da. Der Laden brummt. Salsa und Merengue. Tina nimmt einen tiefen Schluck Caipirinha, der macht in Sekunden so einen leichten Fuß und freien Kopf.

Nach fünf Zigaretten, einem weiteren Caipi und viel, viel Getratsche mit Ines macht sie sich auf den Heimweg.

Ihre Mutter wartet schon mit dem Abendessen. Es gibt Schnitzel mit Kartoffelsalat. Da sie nicht besonders hungrig ist, nimmt sie sich nur einen kleinen Teller voll. Sie wollte rechtzeitig im Wohnzimmer vor dem Fernseher sein, denn heute läuft ihr absoluter Lieblingsfilm *Vom Winde verweht*, den sie zwar schon auswendig kennt, der sie aber immer wieder fasziniert und zu Tränen rührt. Aber was wäre ein romantischer Fernsehabend ohne Snacks und Drinks? Sie hat vorgesorgt. An Knabberzeug gibt es Kartoffelchips *à la mexicana*. Dazu trinkt sie Cola. Viel Cola!

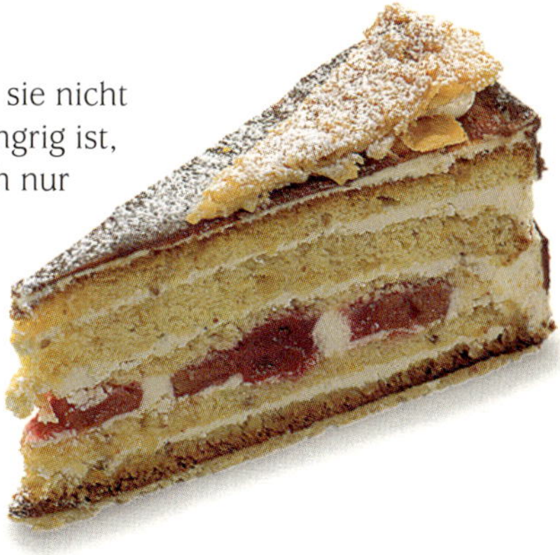

Kleine Sünden mit „gewichtigen" Folgen

Wenn Sie jeden Tag nur 100 Kalorien zu viel essen, nehmen Sie pro Jahr 5 kg zu! Nur ein bisschen Bewegung – z. B. Treppe statt Fahrstuhl – kann das verhindern.

Machen wir hier einmal einen harten Schnitt und besehen uns den Tagesablauf von ernährungstechnischer Seite einmal genauer. Was finden wir da? Wie ein roter Faden sind es in der Mehrzahl der Fälle die zwar „Sehr-gut-Schmecker", aber leider auch „Furchtbar-schnell-Dickmacher", die Tina da ständig zu sich nimmt. Was passiert mit ihnen im Körper?

- Wenn sie ständig und in zu großen Mengen gegessen werden, kommt es aufgrund ihrer superleichten, bzw.

-schnellen Verdaubarkeit zuerst zu starken Zucker- und dann zu Insulinspitzen im Blut. Auf diese Weise gelangen im Blut kreisende Zuckerpartikel in andere Gewebe, vor allem in die *Fettzellen*, die von dem Insulin zur Fettneubildung angeregt werden. *Adieu* Modelfigur – *Hello* Hüftgold!

- Gleichzeitig bewirkt die durch den hohen Insulinspiegel beschleunigte Eliminierung des Zuckers aus dem Blut ein früheres Auftreten von Hungergefühlen. Und das, obwohl Tina sowieso schon etliche Pfunde zu viel an Bauch, Po und Hüften hat! Nach dem Auffüllen der Zuckerspeicher in Leber und Muskeln werden sämtliche zugeführten Kohlenhydrate zur Fettneubildung herangezogen. Zum Teil erfolgt dies in der Leber. Das dort gebildete Fett wird als *Triglyceride* (Lipoproteine) zum Fettgewebe transportiert und eingelagert. Die Schwimmringe *(„love handles“)* wachsen und wachsen.

Ein Doppeldickmachschlag der gemeinen Sorte. Doch damit nicht genug. Alkohol konkurriert mit Fett und Zucker. Im Klartext: Esse ich (zu) süß und (zu) fett und trinke dazu noch Hochprozentiges, wird der Alkohol dabei entgiftet und verbrannt. Da dies Energie liefert, geht gleichzeitig gegessenes Fett direkt an die Hüften. Zucker aus Kohlenhydraten folgen etwas später. Zustand: voll doppelfett! Trifft dieses einseitig kohlenhydrat- und süßgestützte Ernährungsverhalten auf einen Körper, der es wie weiland Sir Winston Churchill („no sports“) hält, dann wachsen die Speckpolster dermaßen schnell und unaufhaltsam, dass jeder Sumoringer neidisch wird!

Erinnern wir uns nochmals an die Zügelfunktion. Wir können unser Steinzeiterbe sinnvoll nutzen und Essen und Bewegung in ein System bringen, das Baustein gleich ineinandergreift, frei nach dem Motto: den durch das Essen gewonnenen Kraftstoff (Zucker) muss ich durch Bewegung in den Tanks (Muskelzellen) verbrauchen. Nur dadurch wird Schlanksein und Gesundheit produziert – garantiert.

Ohne diese bewegungsgestützte (neue) Lebensführung wird der Zucker zur willkommenen Beute der Fettbildung. Diese vorangegangenen Sätze sind die vielleicht wichtigsten des vorliegenden Buches!

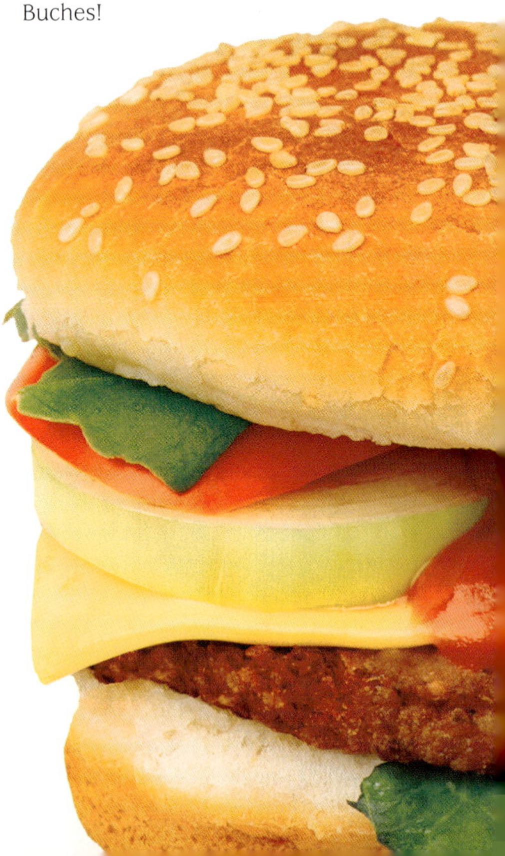

Der Energiegehalt der Hauptnährstoffe

1 g Kohlenhydrate = 4,1 Kalorien
1 g Eiweiß = 4,1 Kalorien
1 g Fett = 9,3 Kalorien
1 g Alkohol = 7 Kalorien

Wer rastet, der rostet

Will sagen: wird dick. Wir müssen ja nicht gleich so masochistisch sein wie die Amerikaner, die es mit ihrem *no pain, no gain* manchmal übertreiben. Diese für die meisten Schlankeitswilligen so harte Nuss knacken wir *easy* mal so nebenbei. Dazu tun wir wieder einen tiefen Blick in die „Stoffwechselmaschine Mensch".

Alles, was es braucht, ist die Beziehung zwischen Kohlenhydraten als Brennstoff der ersten Wahl (Superbenzin) und dem Insulin, das ihn in die Brennkammern (Muskelzellen) transportiert und, wenn Kraft und Bewegung angesagt sind, verbraucht.

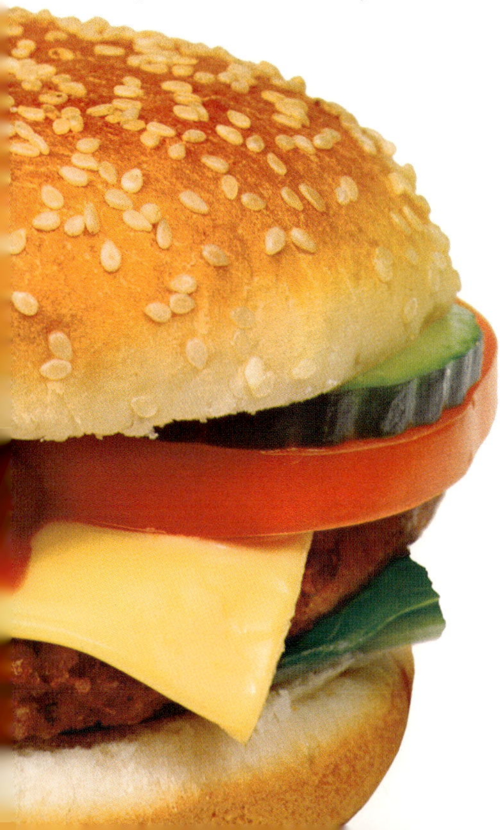

Auf meinen Vorträgen rede ich immer von der „Staubsaugerfunktion der Muskelzellen". Sind Insulinrezeptoren, die wir ja schon kennen, voll funktionsfähig – und das sind sie nur, wenn sie Tag für Tag „geschmiert", d. h. trainiert werden, eben durch Bewegung, Bewegung, Bewegung –, dann haben sie eine optimale Funktion und bringen große Mengen an Zucker aus dem Blut in die Zellen. Das Blut wird so rasch zuckerfrei. Das Insulin reagiert nicht mit übermäßig hoch ansteigenden Spiegeln. Denn in diesem Kontext ist das Insulin ein Raubtier, *das* Dickmacher-Hormon. Dagegen ein echter Plüschhase bleibt es, wenn vorzugsweise komplexe Kohlenhydrate (darüber später anhand der Diätpyramide mehr) gegessen werden. Das Insulin verzögert ansteigt. Die Zuckermoleküle langsam in die Blutbahn strömen und keine frühen (und schlechten) Hungergefühle mehr auftreten!

Ein solcher Mensch kann nie dick werden und niemals zuckerkrank. Das wäre der Idealfall. So war es bei Gonzo. Und Lucy. Der Sündenfall ging erst los, als James Watt die Dampfmaschine baute, die Menschen voll auf Technik setzten und so um die 50er Jahre des vorletzten Jahrhunderts nur mehr auf die Knöpfe drückten, anstatt sich körperlich ausdauernd zu betätigen.

Nehmen wir einen typischen Vertreter der modernen *Couch potato*-Fraktion. Hubert P. hat sich seit seiner Schulzeit mehr um Karriere, Haus, Familie und Wagen gekümmert, als um seine Gesundheit. Sein Arzt hat ihm neulich sogar erklärt, das sei doch ganz normal, dass man mit steigendem Alter ein bisschen an Gewicht zulege. Das hat ihm natürlich sehr gefallen. Jetzt holt er sogar seine Zigaretten mit dem Auto, obwohl der nächste Automat nur 200 m von seinem Haus entfernt liegt.

Was ist mit seinem untrainierten Körper geschehen? Innerhalb von fünf bis zehn Jahren striktesten Sportverzichtes haben sich seine Kraftwerke an den Zellen in Form und Funktion drastisch zurückgebildet. Wie die meisten von uns, liebt auch Hubert seinen Big Mac mit Cola. Vor dem Fernseher verdrückt er gerne Chips und Salzstangen. Tagsüber sieht man ihn oft an der Frittenbude, wo er sich zwischen Currywurst und Pommes mit Majo gütlich tut. Sein Körper wird daher ständig mit schnell verdaulichen Kohlenhydraten in (zu) großer Menge überfrachtet. Da die Muskelzellen ihre Reservoirs mangels funktionierender Insulinrezeptoren nicht füllen können, kreisen die Zuckerpartikel lange im Blut. Der Körper hat dafür nur eine Lösung: Durch enzymatische „Umschichtung" ein anderes Programm fahren, das den lästigen Zucker so schnell wie möglich los wird – und das heißt Fett(neu)bildung aus Zucker!

Stellen wir also fest: Eine Diät kann nur dann funktionieren, wenn diese Zusammenhänge klar sind und nicht nur das Essen, sondern unverzichtbar damit verbunden die Bewegung integraler Bestandteil einer neuen, d. h. anderen, gesünderen Lebensführung (*diaita*) sind.

Und wenn Sie damit große Schwierigkeiten haben, stellen sie sich einfach Gonzo & Co. vor – dort kommt unser (Stoffwechsel-)Erbe her. Wir haben erst vor 10 000 Jahren die Höhlen verlassen. Ohne sinnvolle Gemeinsamkeit von Schlemmen und Rennen, von Genießen und Spazieren, kein Erfolg. Jetzt und auf Dauer.

Wir wissen, wie gut Bewegung für uns ist. Doch warum bewegen wir uns trotzdem so wenig, und warum fällt es uns so schwer, heute damit anzufangen?

- Wir sind geprägt von der Schule, da haben wir Sportunterricht gehasst.
- Bewegung und Sport sind ungewohnt.
- Geringe Belastbarkeit suggeriert uns, dass wir zu unsportlich sind.
- Keine Zeit für Bewegung im täglichen Tagesablauf und Beruf.

Viele von uns sind derart unsportlich, dass bereits geringfügige Belastungen wie Treppensteigen uns völlig aus der Puste bringen. Wir denken dann, dass für uns der sportliche Zug abgefahren ist und wir die Leistungen anderer nie erreichen können. In einem solchen Zustand können wir uns sicherlich nicht sofort zu viel zumuten. Wer aber langsam anfängt wird merken, wie die Leistungsfähigkeit steigt! Erst schafft man vielleicht nur 100 Meter, nach einiger Zeit sind es dann 1000, dann 2000. Wenn wir es dann schaffen, 10 km zurückzulegen, fragen wir uns vielleicht, wie weit kann ich noch gehen? Und dann packt uns der Ehrgeiz!

Für die Sportmuffel unter Ihnen sicher ein harter Schlag. Doch gemach. Um einen sinnvollen Reiz auf den Körper auszuüben, bedarf es weniger der schweißtreibend-quälerischen Attitüde des Sich-Schindens, nein, schon wer in der Woche zusätzlich 2000 Kalorien verbrennt, kommt schnell in den segensreichen Genuss dieser gesundheitsbildenden Maßnahme.

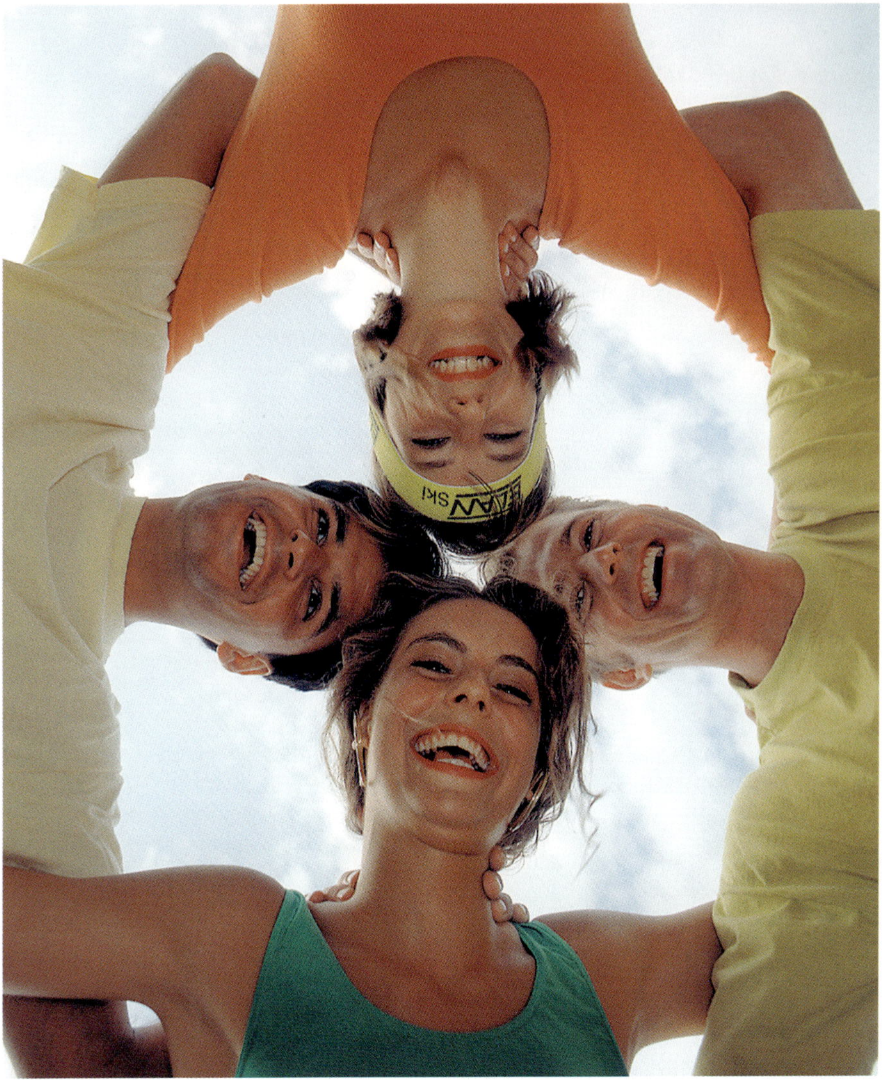

So kommen Sie auf Trab!

- Investieren Sie: Informieren Sie sich ausführlich über eine Bewegungs- oder Sportart, belegen Sie einen Kurs bei der Volkshochschule, kaufen Sie sich eine Pulsuhr und gute Sportschuhe.
- Suchen Sie sich Gleichgesinnte: In der Gruppe lassen sich Vorsätze am besten durchhalten. Wenn Sie keinen Partner haben, dann sporteln Sie mit Ihrer besten Freundin. Und wenn auch das nicht klappt, dann rufen Sie eine Gruppe ins Leben.
- Führen Sie ein Trainingsbuch: Denn nichts ist schöner, als sich die Verbesserung der eigenen körperlichen Kondition schwarz auf weiß anschauen zu können.
- Setzen Sie sich ein Ziel: Machen Sie das Sportabzeichen – gibt's für jede Altersklasse – oder trainieren Sie für Ihren persönlichen 2.000-m-Lauf. Und trainieren Sie mit System: Zu Beginn vor allem oft, dann länger und schließlich schneller…

Und denken Sie immer daran: Über allen Dingen, die Ihnen Ihr Arzt so erzählt, und hinter all den *Do's* und *Dont's*, steht erhaben und groß ein Begriff: die Lebensfreude.

Tabelle 2: Kalorienverbrauch bei einstündiger körperlicher Anstrengung

Betätigung	Kalorienverbrauch
Gehen (5 km/h)	200–400
Gehen (6,5 km/h)	300–600
Hausarbeit	150–300
Gartenarbeit	250–500
Tanzen	200–400
Rad fahren (15 km/h)	300–600
Laufen (8 km/h)	300–600
Laufen (10 km/h)	450–900
Laufen (12 km/h)	600–1200
Tennis u. a. Ballsportarten	300–600
Schwimmen (langsam)	300–600
Bergwandern	300–600
Skilaufen	450–900

Es nützt Ihnen gar nichts, wenn Sie das Joggen hassen wie die Pest und mit hochrotem Kopf durch den Wald oder, noch schlechter, an einer viel befahrenen Straße entlang hetzen. Nur durch freudvolles Betätigen bilden Sie viel körpereigene Wohlfühlhormone (Endorphine). Und die lassen Sie schweben. Durchs Leben. Hin zu mehr Schlankheit und zu einem Wohlfühlkörper, auf den Sie sich wie auf einen guten Freund echt verlassen können. In guten wie in schlechten Zeiten.

In der linken Tabelle können Sie nachschauen, wie viel Kalorien Sie auch bei ganz alltäglichen Aktivitäten verbrennen. Diese Werte können nach Intensität, Alter und Trainingszustand sowie Körpergewicht deutlich variieren.

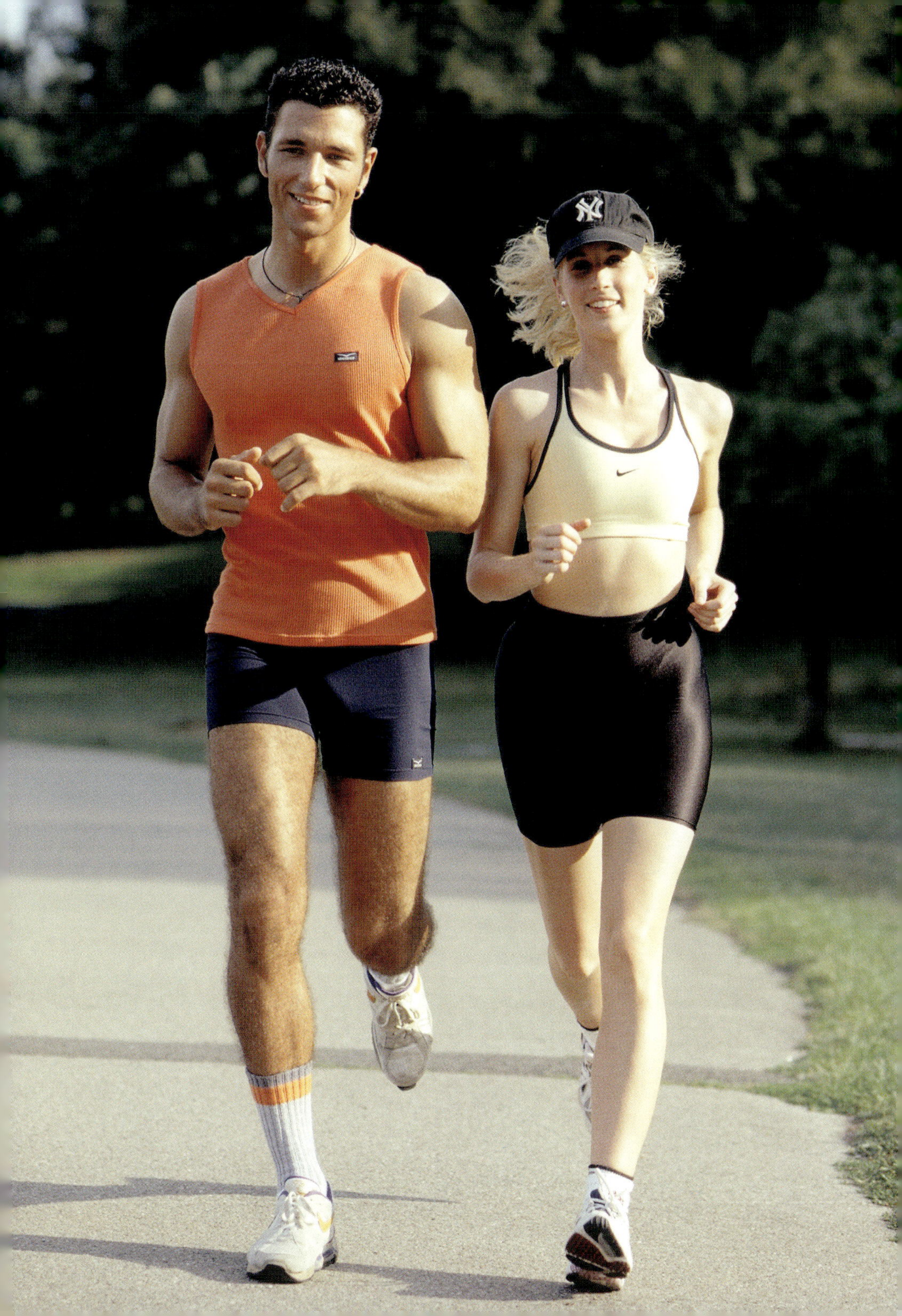

Jo-Jo: viel mehr als nur ein Spiel

Nun, da wir alle Körperfunktionen, die beim Zu- oder Abnehmen wichtig sind, kennen, werden wir auch verstehen, warum es nicht klappen kann, einfach weniger oder anders zu essen.

Schon im Ansatz sind die meisten Diäten für Berufstätige und Viel-Leister viel zu aufwändig und oft auch teuer. Was es da alles braucht! Hier ein Klecks Mortadella. Dort ein paar Blumenkohlröschen. Lachs und (entfettete) Hühnerbrühe. Nudeln. Am besten Vollkorn. Aber ganz wenig. *Anyway*. Ob jetzt Hubert oder unsere Tina die Nase gestrichen voll haben und im neuen Jahr Pfunde loswerden wollen: Ohne die körpereigenen Stoffwechselwege, die konsequent und unbeirrt beschritten werden wollen, werden sie scheitern und alles nur noch schlimmer machen.

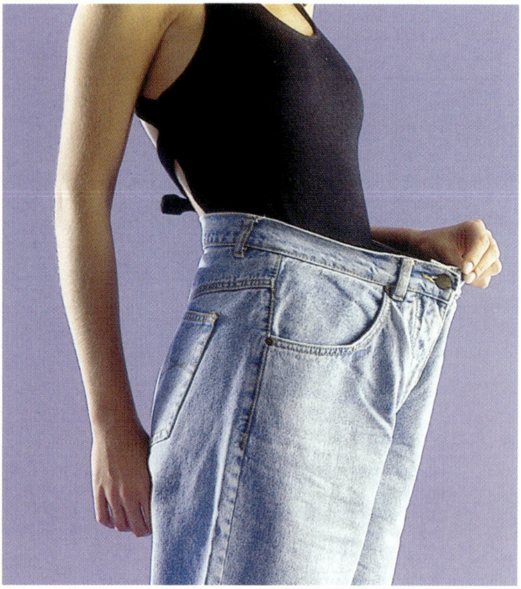

Machen wir uns auf die abenteuerliche Reise in den Körper von einem unserer beiden Diätwilligen. Tina sagt: „Mutti. Ich hab genug. Am Montag geht's los". Aus einer Frauenzeitschrift hat sie sich Infos geholt, von denen sie überzeugt ist, es damit zu schaffen. Die Models waren alle so schlank ...

Der Einkauf war eine einzige Tortur. Der Montag kommt. Trotz aufwändiger Zubereitungen und zeitintensiver Mühen geht es am Anfang noch ganz leicht. Essen wie gewohnt. Nur einfach weniger und anders. Doch, was ist das? Am Abend hat sie plötzlich Magendrücken und Hunger und üble Laune. Sie trinkt schnell ein Glas Kakao und legt sich ins Bett. Nachts hat sie einen ganz schlechten Schlaf. Wälzt sich hin und her und träumt von Bratwürsten und Sauerkraut. „Das kann ja heiter werden", denkt sie morgens beim Aufstehen. Sie hat schlechten Atem und eine belegte Zunge. Aber sie bleibt dran und werkelt tapfer weiter an ihrem neuen Diätplan.

Machen wir schnell einen Sprung in Tinas Inneres und schauen uns an, was da im Organismus so alles passiert. Unser bekannter Oberwächter über Power und Energiebilanz, der berühmte *Adipostat*, hat akribisch „Buch geführt", bis an den Tag, an dem Tina die Ernährung drastisch änderte. Soll und Ist stimmten bislang überein. Sie hat immer so viel gegessen, bis ihr Körper signalisierte „Ich habe mehr als sonst gegessen". Dieser *Set-Point* macht ruhig und zufrieden. Kein Grund zur Klage. Nur – was ist denn plötzlich los? Der Magen meldet aufgeregt, dass zu wenig Kalorien reinkommen. Die Systeme hoffen, dass es sich bis zum Abend vielleicht noch bessern wird, aber nein, konstante Sparflamme!

Die tägliche Energiebilanzschere fängt an zu klaffen – für den Körper ein eindeutiges Zeichen: Aus der Lehre unseres Steinzeiterbes wissen wir, was jetzt kommt: Achtung Hungersnot. Alle Systeme auf Rot.

Da der Körper nicht weiß, dass Tina die Nahrung künstlich verknappt, um schlanker zu werden, registriert dieser nur die Auswirkungen – es kommt zu wenig herein. Und das kann für ihn nur bedeuten, dass wieder einmal eine Hungersnot ausgebrochen ist, die Art – oder in unserem Fall, die Person, nämlich Tina – ist extrem gefährdet. Alle Verbrennungsvorgänge müssen drastisch eingeschränkt werden, um wertvolle (Überlebens-) Zeit zu gewinnen und diesen Menschen so lange wie möglich am Leben zu erhalten.

Was passiert also im Körper? Durch diesen *Metabolic Alert* des *Adipostaten* bekommt die Schilddrüse als zentrales Energie- und Heizkraftwerk den Befehl „sparen, sparen und nochmals sparen!" Sie fährt ihre Hormonproduktion drastisch um bis zu 70 Prozent herunter.

Isst jetzt unsere arg gepeinigte Tina wenig oder gar keine Kohlenhydrate, so passiert weiterhin Folgendes: Da der Körper einerseits seinen täglichen Bau- und Betriebsstoffwechsel, auch im Falle einer Diät, aufrechterhalten muss und andererseits einspart, wo es nur geht, benötigt er dringend Kraftstoff der 1. Wahl, sein Turbobenzin, den Zucker: Die Vorräte aus Leber und Muskeln sind schon nach ganz kurzer Zeit verbraucht. Was ist zu tun? Es kommt jetzt quasi als Notfallmanagement der 1. Wahl zur *Zuckerbildung aus Eiweiß*. Seit Lucys Zeiten geht dieser Vorgang für fast zwei Wochen so und ist mit den üblichen Fasten- oder Diätkrisen vergesellschaftet, die die meisten kennen: Üble Laune. Schlechter Schlaf. Kalte Hände und Füße. Niedriger Blutdruck. Schlechtes Gedächtnis und keine Kraft. In dieser Zeit schmilzt der Körper 200 Gramm Eiweiß pro Tag ein, um daraus nur 100 Gramm Zucker zur Aufrechterhaltung seiner Basisenergieleistungen zu erbringen. Fürwahr ein äußerst unökonomischer, ja extrem *gesundheitsgefährdender* Prozess (sog. *aminoplastische Gluconeogenese*). In dieser Zeit können Grausamkeiten auftreten wie Muskelschwund – besonders an Armen, Beinen und Brust –, Herzrhythmusstörungen und -infarkte, schwere Infekte durch Immun-Mangelzustände. Außerdem dünner werdende Haut durch Verschlechterung des Bindegewebes, dadurch vermehrte Faltenbildung und unschöne Streifen („Schwangerschaftsstreifen") auf der Haut. Ja, es kann in einigen schweren Fällen sogar zu hohem Blutdruck, bis hin zu Embolien mit Todesfolge kommen, wie ich aus Patientenberichten weiß!

Wenn unsere Tina trotz der fürchterlichen Molesten volle zwei Wochen durchgehalten hat, wird sie bemerken, dass ihr Gesicht etwas faltiger, die Haut spröder und trockener wird, ja, oft die Haare glanzloser werden. Zwar zeigt die Waage weniger an, doch eine genauere Untersuchung würde zeigen, dass es nicht so sehr das Fett, als vielmehr die kostbare und um nichts in der Welt verzichtbare Eiweißmasse des Körpers ist, die verloren gegangen ist.

Die zwei Wochen sind um. Hätte sie eine Waage, die den Körperfettanteil bestimmt, würde sie bemerken, dass jetzt endlich das losgeht, was sie schon von Anfang an wollte: die Fettmobilisierung.

Aber sie ist schon so genervt und gereizt, dass ihre Mutter ihr vorschlägt, doch wieder normal zu essen. Sie macht sich Sorgen. Mit Recht. „Du kannst ja später noch mal versuchen, weiter abzunehmen". Tina ist geschafft. Sie hört auf. Der Körper merkt das sofort und die Buchhalter im Gehirn registrieren einen bis zum absoluten Minimum heruntergefahrenen Stoffwechsel. Im *Adipostaten* entsteht ein Negativsog, der so lange anhält, bis Tina unter fürchterlichen Fressanfällen, meistens nur Süßes, Fettes und Hochkaloriges, in kürzester Zeit ihr altes Gewicht wieder erreicht hat. Da ihr Grundumsatz aber am Boden liegt, geht das in der halben Zeit. Sie schießt über das Ziel hinaus. Bald hat sie mehr als vor der Diät. Frust total. Obwohl sie schrecklich wütend ist, weiß sie doch, dass sie den Verlockungen der Illustrierten auf Dauer nicht wird widerstehen können und dass sie irgendwann wieder mit einer „Wunderdiät" beginnen wird. So schaukelt sich von falscher zu falscher Diät der Wärmehaushalt immer mehr herunter – nach mehreren solcher Diäten hat sie die Sackgasse des Abspeckens erreicht: ihr Energiehaushalt liegt voll am Boden – der Jo-Jo-Effekt hat sie voll im Griff!

Vom richtigen Umgang mit der Diätpyramide. Top = Flop

Noch nie war die Unsicherheit darüber, wie es denn nun aussehen sollte, das so genannte richtige Essen – der richtige Umgang mit Bewegung und Ruhe – größer als heute. Der Gang in die Buchhandlung gleicht mehr einer Horror-Show denn einem Tempel der Erleuchtung. Was es da nicht alles gibt: *Low-Fat. Essen nach dem Glyx. Sport ohne Ende. Essen Sie mehr davon und weniger hiervon* ... Der Endverbraucher ist in einer fatalen Situation: Wer nichts weiß, muss alles glauben! Deshalb habe ich mir auch die Mühe gemacht, Ihnen am Anfang des Buches die allerwichtigsten Details unseres steinzeitlichen Erbes zu vermitteln, so dass Ihnen völlig klar sein dürfte, weswegen die meisten Diät-Strategien und Schlankheitsverheißungen sämtlich falsch sind und *stante pede* direkt in die Katastrophe des Jo-Jo-Effektes führen.

Vergegenwärtigen Sie sich, dass, wenn wir nicht sofort und schlagartig unsere Lebensführung (*diaita*) ändern, jeder Dritte von uns (und davon sind *alle* zivilisierten Länder betroffen!) in den nächsten zehn bis zwanzig Jahren an einer Variante oder dem Vollbild des so genannten Metabolischen Syndroms* erkranken oder vorzeitig sterben wird! Da dämmert eine der größten Katastrophen der Moderne herauf und da sie „nicht weh tut", wird sie von der Mehrzahl der Bevölkerung nicht als solche wahrgenommen.

Es ist schon ein merkwürdiges Paradox: Während die Menschen, vor allem die Kinder in nicht industrialisierten Ländern an Unterernährung sterben, passiert bei uns genau das Gegenteil. Durch die grobe Missachtung unseres steinzeit-

* Fettstoffwechselstörungen, Arteriosklerose, hoher Blutdruck und Zuckerkrankheit

lichen Erbes schlägt die Evolution bei der Krone der Schöpfung erbarmungslos zurück: sie wird zur Devolution!

Was ist nun an Diäten so falsch, ja oft gesundheitsschädlich?

Ganz einfach gesagt, wird hier grob schwarz-weiß malend verkündet: Fett ist *schlecht*. Kohlenhydrate sind *okay*! Und da haben wir ihn, den dicken Hund. Dort liegt er begraben. Die klassische Diätpyramide muss vom Kopf auf die Füße gestellt werden.

Dazu bedarf es zunächst einmal gar keiner großartigen modernen klinischen Studien. Schauen wir uns einfach um in der Welt. Und was finden wir da?

- Überschrift, vornehmlich aus den USA kommend: „Fette runter. Gesundheit rauf." Aber was sehen wir mit Schrecken in *gods own (metabolic) country*? Seit die US-Amerikaner fettreduziert, *light* essen, explodiert die Zahl der Dicken und damit die Anzahl der Herz-Kreislauf-Erkrankungen. Ähnliches geschieht in Australien. Null Gesundheitswert!
- Gehen wir nach Europa. Dort essen die Dänen am fettesten, ähnlich die Holländer, und sind doch die Schlanksten in Europa. Und es kommt noch schockierender: In Russland liegt der tägliche Fettverzehr unter 20 Prozent, Dicke sind aber häufiger als sonst wo in Europa anzutreffen. Noch verwirrender wird es, wenn wir nach Kreta gehen: Dort essen die Menschen oft mehr als 40 Prozent Fette am Tag und haben die gesündesten Herzen und Gefäße der Welt.

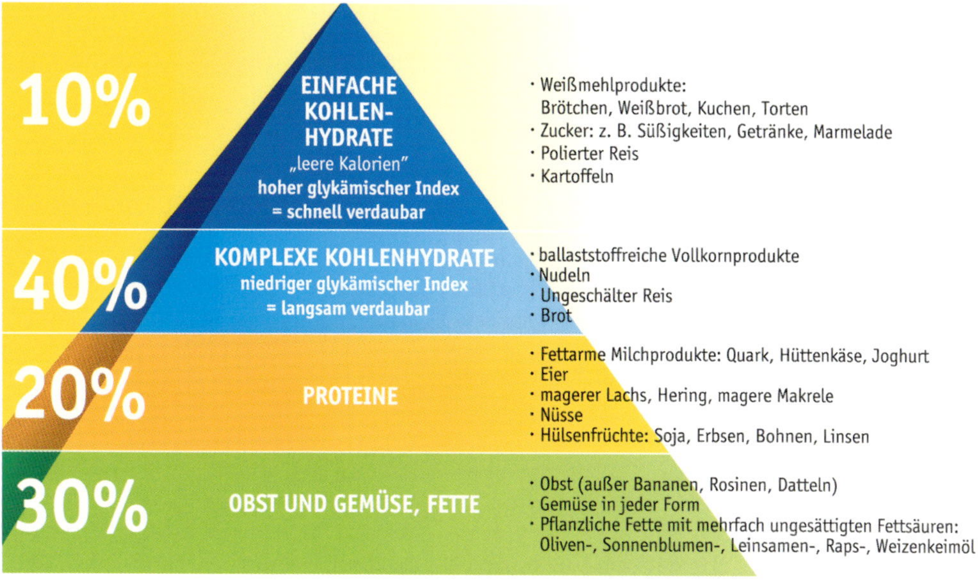

Die Diätpyramide nach Dr. Markert: vom Kopf auf die Füße gestellt!

Kann man all diese Ungereimtheiten auf einen gemeinsamen Nenner bringen, ja gelingt hier gar eine Quadratur des Kreises? Genau dieses hab ich vor, Ihnen hier auf ganz einfache, leicht nachvollziehbare Weise näher zu bringen, denn wer nach der von mir entwickelten Diätpyramide lebt, wird schlank, bleibt schlank und muss auf (fast) nichts verzichten.

Größten Wert lege ich auf die Tatsache, dass dies nichts mit irgendeiner Modeerscheinung zu tun hat. Angesichts unseres Stoffwechselerbes gibt es keinerlei Alternativen zu diesem klassischen, innovativen Diätkonzept, dem sogar Hippokrates seinen Segen geben würde.

Vom richtigen Umgang mit Fetten und Kohlenhydraten

Professor Walter Willett hat in den USA über 120.000 Menschen 20 Jahre auf ihre Diätvorlieben und -abneigungen hin untersucht und zweifelsfrei herausgefunden: Nicht Fett macht fett und krank, sondern die falschen („Blitz"-) Kohlenhydrate. Schauen wir uns die Untersuchung einmal genauer an: Mit dem „Index für gesundes Essen" wollten amerikanische Ernährungsexperten erkennen, wer sich an ihre Empfehlungen hält. Maximal 100 Punkte konnte erreichen, wer viel Obst und Gemüse, viel Getreideprodukte und – vor allem – wenig Fett aß. Doch der Maßstab für jenen Speiseplan, den auch in Deutschland Ernährungsberater seit Jahrzehnten empfehlen, erlebte letztes Jahr eine ziemliche Pleite, als Forscher um Walter Willett von der Harvard Medical School seine Aussagekraft an über 120.000 Menschen überprüften.

Der wahre Grund für Übergewicht mit den Folgen Herz-Kreislauf-Erkrankungen, Diabetes, Schlaganfall und weiteren

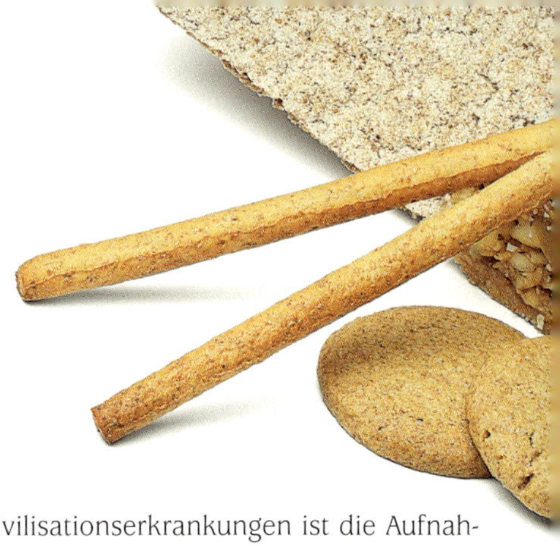

Zivilisationserkrankungen ist die Aufnahme von zu viel Nahrungsmitteln mit hohem *glykämischen Index*, wie Weißmehlprodukte, Brot, Reis, Kartoffeln, häufig in Verbindung mit zu viel Nahrungsfett.

Kampf der Ernährungspyramiden

Dr. Willett folgert daraus zwingend: nicht nur die Menge der zugeführten Fette ist verantwortlich für den ständigen Zuwachs der Fettdepots, sondern die Art. Eine ernährungsmedizinsche Revolution!

Im Laufe von acht Jahren Beobachtungszeit erkrankten 10 von 1000 fast vorschriftsmäßig ernährten Männern um die 50 Jahre an Krebs, Herz-Kreislaufkrankheiten oder anderen schweren Erkrankungen. Von denen, die die Ess- und Trinkempfehlungen weitgehend ignorierten, wurden aber auch nur 12 von 1000 schwer krank. Während bei den Männern der Lohn für das Befolgen der offiziellen Ernährungsratschläge mager ausfiel, war bei den Frauen überhaupt kein Vorteil mehr zu spüren. Das Ergebnis, so Willett, „lässt vermuten, dass die offiziellen Ernährungsrichtlinien überarbeitet werden müssen."

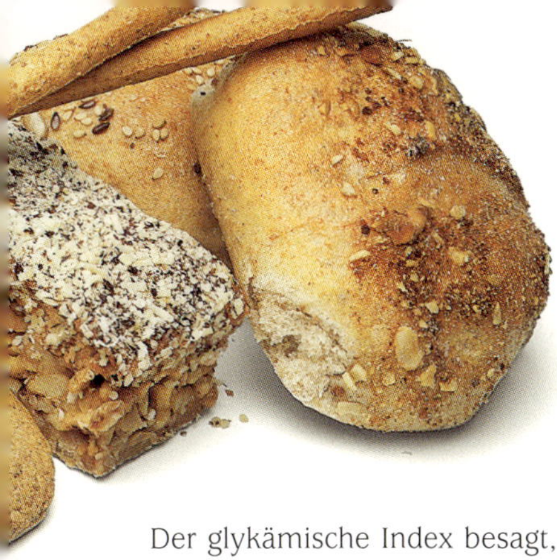

Der glykämische Index besagt, wie stark einzelne Lebensmittel den Blutzucker bzw. das Insulin ansteigen lassen, und das ist immer dann schlecht, wenn dieser Index sehr hoch ist. Die „guten Kohlenhydrate“ *(komplexe Kohlenhydrate)* sind somit die, welche über einen *niedrigen Index* verfügen. Seit Beginn der neunziger Jahre erkläre ich in all meinen Büchern und auf unzähligen Vorträgen, dass immer dann, wenn die Menschen statt der naturgewollten, vielschichtigen Zusammensetzung bei den Kohlenhydraten, die veränderte = raffinierte = einfachere Form essen, Probleme auftauchen.

Bei einer Diät, die hauptsächlich aus Zucker, Weißmehlprodukten, Süßigkeiten, Limonaden (manche enthalten bis zu 40 Stück Zucker pro Liter!), Kuchen, Torten, poliertem Reis, Pommes etc. statt aus Vollkorngetreide und -reis, Hülsenfrüchten, Mais, Soja, Obst, Gemüse etc. besteht, also den natürlichen, unveränderten Varianten unserer Lebensmittel, kommt es stoffwechselreaktiv immer und stereotyp dazu, dass kurz nach Aufnahme der Blutzuckerspiegel und das Insulin hochschießen und schnell wieder abfallen. Das macht ständig Hunger und füllt auf Dauer die Fettzellen. Die biochemischen Grundlagen kennen wir bereits.

Was also ist die Anforderung an ein ideales Kohlenhydrat? Unter der Prämisse des blitzartig ansteigenden Duos Zucker- und Insulinspiegel im Blut, mit den fatalen Folgen für die Gesundheit und Konfektionsgröße, können wir sagen: Je verzögerter hier verdaut wird und je langsamer das Insulin im Blut steigt, desto gesünder sind die Kohlenhydrate!

Dieser Satz ist mehr als Gold wert. Dieses stoffwechselideale Credo wird in Ländern mit der so genannten Mittelmeerkost schon seit Urzeiten beherzigt. Dort kennt man keine „Managerkrankheiten“ und somit „Kohlenhydrat-Mastorgien“.

Lebensmittel mit einem hohen glykämischen Index steigern den Blutzucker also rasch. Auf eine Erhöhung des Blutzuckers folgt immer die Ausschüttung von Insulin. Lebensmittel mit einem hohen glykämischen Index führen zu einer starken Insulinausschüttung, die Hunger auslöst und daher wenig geeignet ist, Übergewicht zu reduzieren oder ihm vorzubeugen. Bevorzugen Sie Lebensmittel mit einem niedrigen glykämischen Index. Kombinieren Sie diese mit hochwertigen Fetten und ballaststoffreichen Lebensmitteln.

Doch auch die Zubereitung ist von ungeheurer Bedeutung für die menschliche Gesundheit. Je mehr man (zer-)kocht, desto mehr wird (ge-)matscht, desto höher der glykämische Index und umso höher klettert dann dieses Essen in der Diätpyramide und wird dadurch nur eines: schlecht für unsere Gesundheit.

Tabelle 3: Glykämischer Index

Meiden: Lebensmittel mit hohem GI (> 65)	
Traubenzucker	100
Cola-Getränke	97
Baguette	95
Honig	87
Cornflakes	80
Kartoffelflocken (Pürreeflocken)	74
Bier	74
Weißbrot	73
Reis (geschält)	72
Butterkeks	69
Graubrot (Mischbrot, Roggenbrot)	68
Knäckebrot	66
Moderat: Lebensmittel mit akzeptablem GI (50 – 65)	
Kartoffeln	49
Haferflocken	64
Orangensaft	64
Vollkornbrot (fein)	63
Haushaltszucker	59
Orange	53
Nudeln	50

Reichlich: Lebensmittel mit niedrigem GI (20 – unter 50)	
Kartoffeln	49
Kiwi	44
Banane	42
Vollkornbrot (grob)	42
Weizenvollkornbrot (grob)	40
Vollkornbrot (mit ganzen Körnern)	38
Zartbitterschokolade	36
Buttermilch	35
Apfel	35
Birne	34
Karotten	32
Müsli	30
Milchzucker	30
Apfelsaft	30
Linsen	29
Milch	29
Ananas	29
Pfirsich	29
Vollmilchjoghurt	27
Vollmilch	26
Erdbeeren	26
Grapefruit	26
Pflaumen	25
Getrocknete Bohnen und Erbsen	23
Erbsen (frisch)	23
Kirschen	23
Vollmilchschokolade	22
Fruchtzucker (Fruktose)	21
Frisches Gemüse (z. B. Tomaten)	<15
Erdnüsse	12

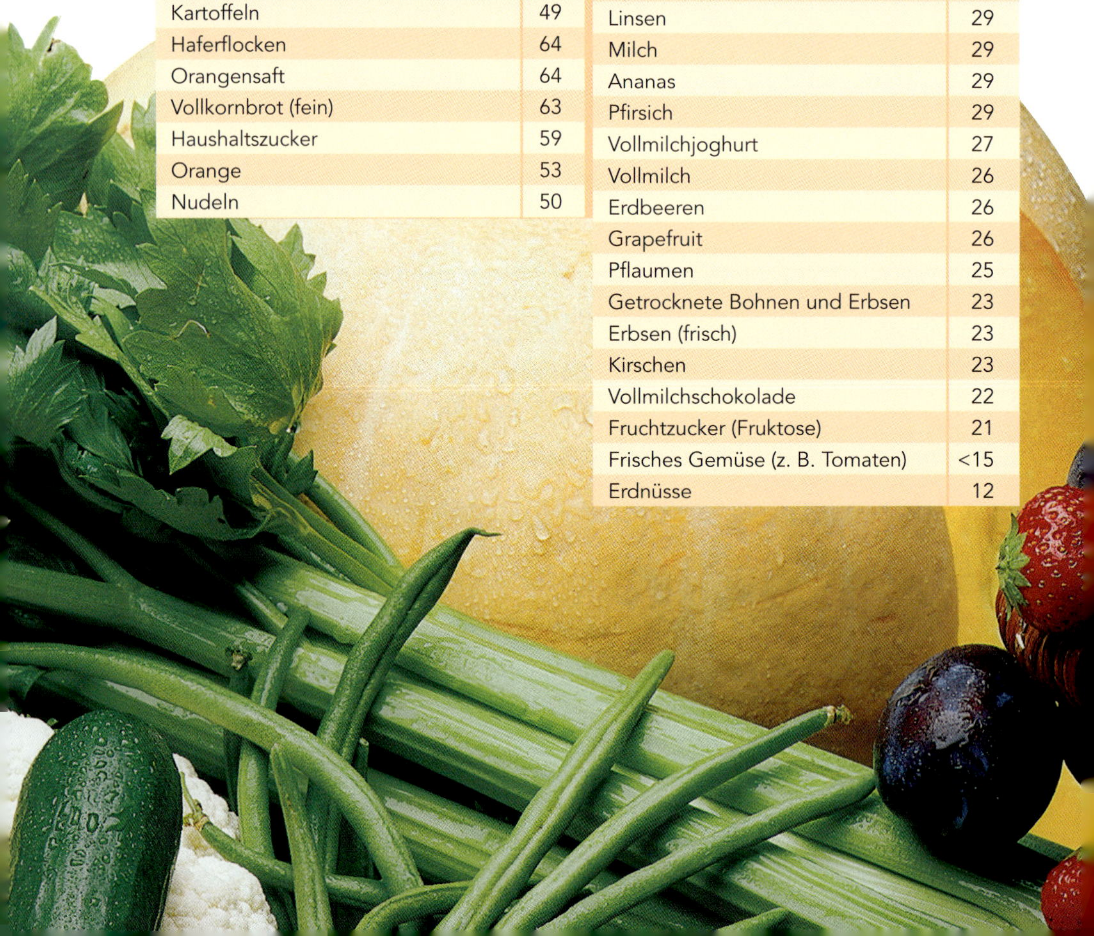

Tabelle 4: Kohlenhydratgehalt einiger Lebensmittel

Lebensmittel	Kohlenhydrat-gehalt pro 100 g	Portionsgröße	% Deckung des Tagesbedarfs
Zucker	99,8 g	Esslöffel, 15 g	6 %
Cornflakes	79,1 g	30 g	10 %
Reis parboiled	78,9 g	70 g	23 %
Kartoffelkloß	70,2 g	100 g	29 %
Haferflocken	63,3 g	60 g	16 %
Vollkornbrot	37,6 g	50 g	8 %
Vollkornnudeln	26,1 g	125 g	13 %
Kartoffel	14,2 g	200 g	12 %

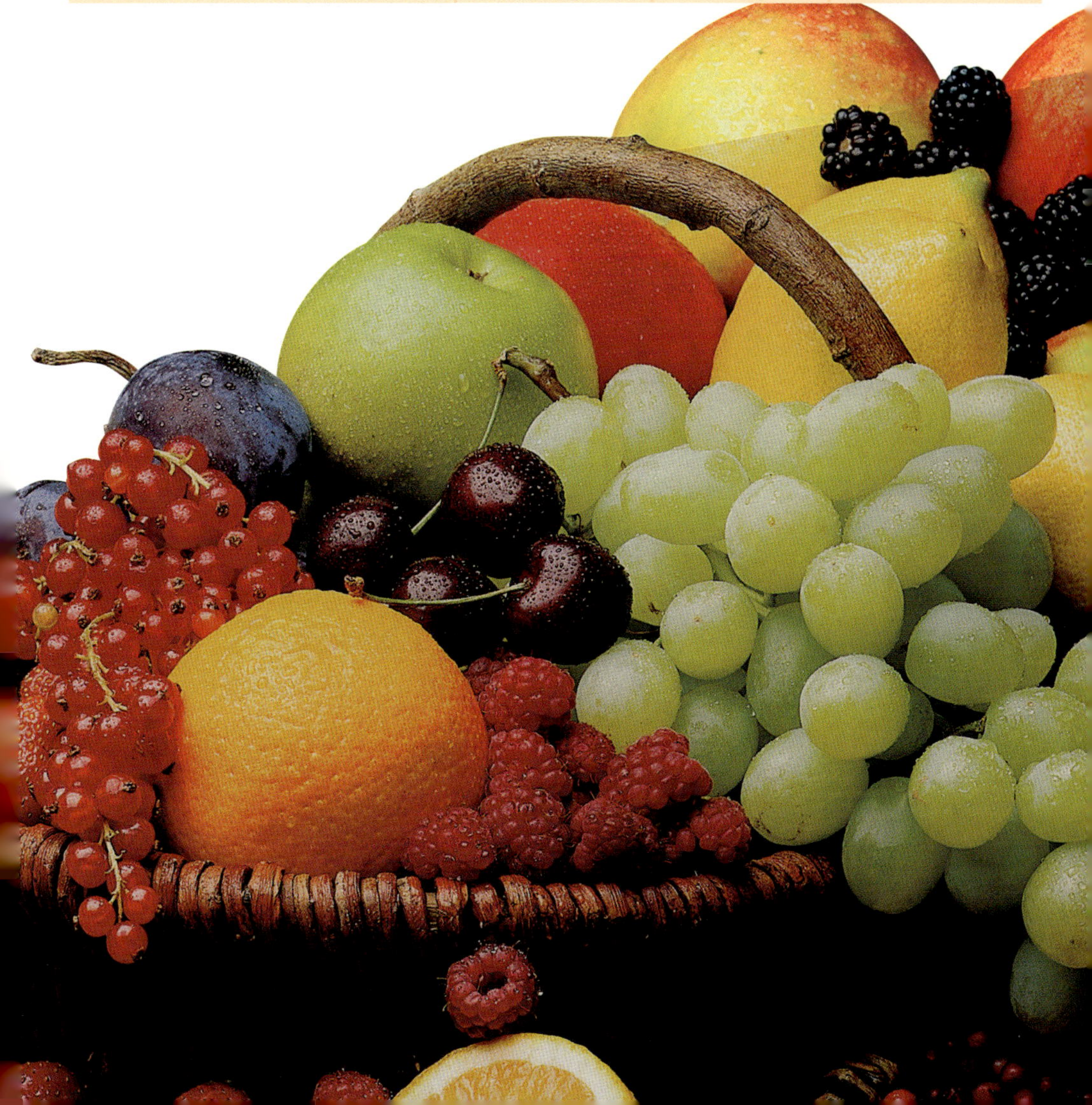

Zucker und Radikale: gesund durch Radikale(n) Abwehr

Es gibt prinzipiell zwei Stoffwechselwege, die unseren Körper altern lassen:

- Altern durch Zucker und Glykosilierung: Aktuelle Untersuchungen bestätigen, dass der Hauptenergielieferant unseres Körpers, die Glukose, den Alterungsprozess vorantreibt. Wie funktioniert das? Die im Blut vorhandenen Zuckermoleküle können die Gewebe vieler Organe schädigen und regelrecht „verkleben", was weitreichende Folgen haben kann. Werden Gewebe durch zu hohen Zuckerkonsum geschädigt, treten Arterienverkalkungen, Herzschwäche, Nierenschädigung, Verhärtungen des Bindegewebes, Falten, Trübung der Augenlinse und nachlassende Nervenfunktionen häufiger auf. Besonders häufig und zehn bis 15 Jahre früher als bei gesunden Menschen kommt es bei Patienten mit Zuckerkrankheit (Diabetes mellitus) zu diesen „Verzuckerungsschäden".
- Altern durch Freie Radikale: Jedes Lebewesen produziert bei der Atmung Freie Radikale, die sich per Kettenreaktion im Körper ausbreiten. Sie entstehen auch durch Rauchen, Umweltbelastung, Stress. Bis zu einem gewissen Grad sind Freie Radikale dem Menschen nützlich: sie wehren Mikroorganismen ab und bauen Fremdsubstanzen ab. Doch die meisten in den Industriestaaten lebenden Menschen haben mehr Freie Radikale in ihrem Körper, als gesund ist. Die überschüssigen Freien Radikale zerstören Zellbausteine, Membranen und Erbsubstanz. Sie breiten Umweltgifte, Stress, Tabakrauch, Alkohol, Pilze, Viren, Bakterien, etc. im menschlichen Körper aus. Freie Radikale spielen eine ganz wichtige Rolle bei der Entstehung von Herz- und Krebserkrankungen und bei dem menschlichen Alterungsprozess. Viele altersbedingte Erkrankungen sind letztendlich das Resultat der lebenslangen „Bombardierung" mit Freien Radikalen. Doch man kann den Alterungsprozess, zumindest die mit ihm einhergehenden Krankheiten, „aufhalten" und länger und gesünder leben.

  Sie werden sich sicher fragen, warum dies gerade heute ein so großes Problem sein sollte und nicht auch schon früher aufgetreten ist. Diese Frage ist mehr als berechtigt. Seit wir eine immer größer werdende Zahl von Menschen jeden Tag satt bekommen müssen, sind wir, ohne es zu wissen, in den Sündenfall der modernen Ernährung geraten und stecken noch mittendrin! Und dieser heißt: Massentierhaltung und intensivierte Landwirtschaft.

  Vor dieser Zeit war jeder Bissen Fleisch, jeder Apfel und jedes Blatt Salat durch langsame, artgerechte, ohne künstliche Hilfsmittel versehene Wachstumsprozesse voll von *Schutz-Stoffen* (so genannte *Antioxidanzien*), die sowohl Pflanzen als auch Tiere brauchen, um sich selbst gegen Feinde zu wehren. Heute können diese, bedingt durch die Turbomethoden der modernen Lebensmittelgewinnung, in ihrem Spektrum und ihrer Menge verändert sein.

Genau hier stoppen wir den Film und gehen auf Einzelbildschaltung.

Jeder weiß, dass zu hohes Cholesterin schädlich ist, ja zu Herzinfarkt, Schlaganfall und Verkalkung führen kann. Doch nicht nur das Cholesterin ist schuld, denn nebenbei gesagt, unser Schöpfer hat sich schon etwas gedacht, als er uns diese Substanz mit auf den Weg gegeben hat, ist sie doch für den Aufbau von Zellen und Geweben von außerordentlicher Bedeutung. Ihn einfach (und künstlich) abzusenken, ist in diesem Kontext gesehen mehr als fragwürdig. Eines steht jedoch zweifelsfrei fest: Das „böse" Cholesterin, das LDL ist es, was uns so unverschämt zusetzt. Aber auch dieser Blick ist viel zu oberflächlich und bedarf der Fokussierung. Dies ist vor allem der Fall, wenn im Körper zu viele Freie Radikale rumschwirren, dann oxidiert das Teufelszeug und hat plötzlich all die schädlichen Wirkungen auf Herz, Hirn und Kreislauf, die uns das Leben so schwer machen!

Schauen wir parallel dazu nach Kreta, sehen wir plötzlich ganz klar, warum das „5 Mal am Tag frisches Obst, Gemüse und Salat" so gesund ist: weil dort durch den natürlichen Anbau und frischen Verzehr (morgens vom Markt geholt, mittags/abends auf dem Tisch!) dieser natürlichsten Antioxidanzien auch ein noch so hohes LDL im Blut kaum gefährlich werden kann, denn es oxidiert nicht und kann im menschlichen Organismus nicht mehr aggressiv reagieren!

Hier muss gleich ein wichtiges Wort über die Schilddrüsenfunktion in der heutigen Zeit gesagt werden. Aus vielen Untersuchungen, die ich im Zusammenhang mit der Entwicklung meiner jo-jo-freien Diät, („*Markert Diät*") gemacht habe, fand

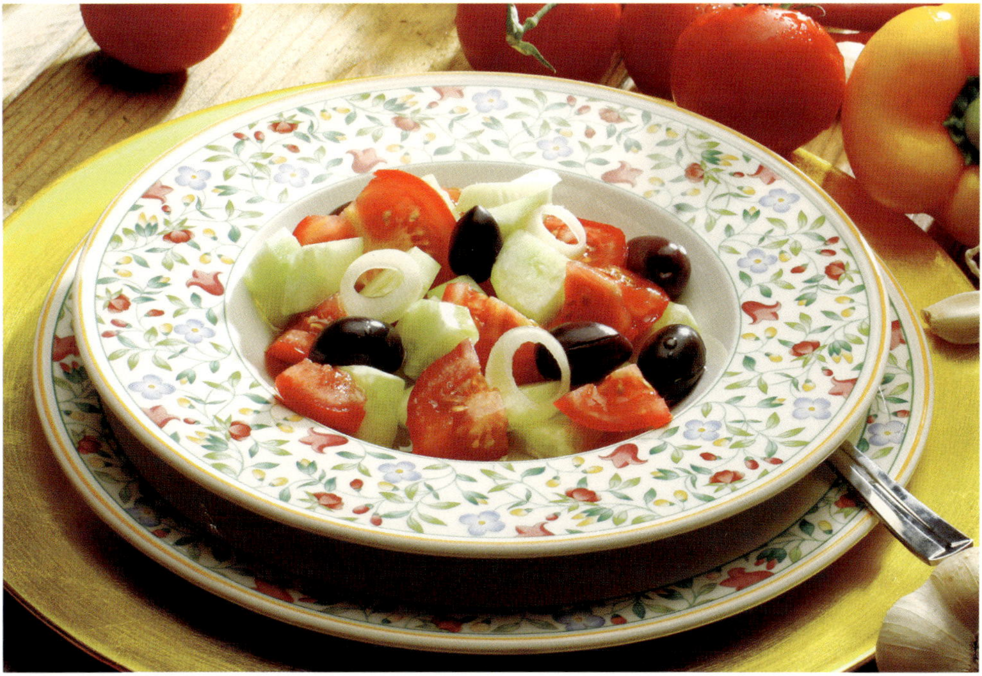

ich heraus, dass über 80 Prozent der Menschen, die sich heute einer Diät unterziehen, an einer so genannten „starren Schilddrüse“ leiden. Diese ist gekennzeichnet durch einen zu hohen *oxidativen Stress* im Körper, d. h. dieser Mensch hat zu viel Freie Radikale im Blut und diese gleichen einem Zustand, wo ein Intercity-Express, der von Hamburg nach München unterwegs ist, nur halb so schnell fahren kann, weil ständig einer an den Notbremsen zieht. Die Freien Radikale hemmen also auch die für jede Abnehmkur so wichtige Schilddrüsen(mehr)funktion. Der Motor stottert. Kommt nicht auf Touren. Die Heizung streikt. Wie und woher soll es da warm werden?

Voll das Fett. Von der Rehabilitation einer dicken Lüge

Durchschnittlich isst der Deutsche mit täglich 150 g Fett viel zu viel. Es sollte genau die Hälfte oder ein bisschen mehr (80 g) sein. Hierbei ist besonders schädlich, dass es sich um so genannte gesättigte = tierische Fette handelt. Überwiegend enthalten in fettem Fleisch, Wurst, Butter, Käse, Sahne, Majonäse, außerdem Kuchen und Keksen etc.

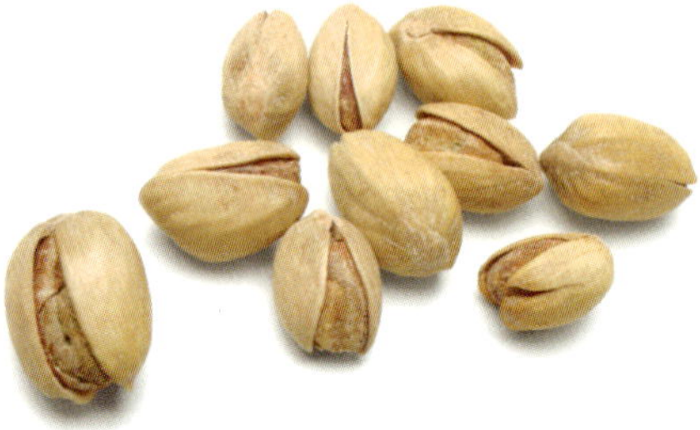

Was die Zusammensetzung der täglichen Fettzufuhr anbelangt, wären

- 7–10 % gesättigte,
- 10–15 % einfach gesättigte,
- 7–10 % mehrfach ungesättigte

Fettsäuren wünschenswert, ja dringend zu empfehlen! Grob vereinfacht hieße die Devise:

Weg vom *tierischen*, hin zu mehr *pflanzlichem* Fett mit möglichst wenig gesättigten Fettsäuren! Wie bei den Kohlenhydraten, gilt auch hier: Ein Lebensmittel ist umso gesünder, je naturgemäßer es gewonnen und (frisch) verzehrt wurde. Auch hier gibt man dem biologisch-dynamischen Landbau den Vorzug, lange vor der mit Chemie und künstlichen Düngern und Mastmitteln versehenen, schädlichen Variante.

Tabelle 5: Fettgehalt einiger Lebensmittel

Lebensmittel	Fettgehalt pro 100 g	Portionsgröße	% Deckung des Tagesbedarfs
Butter	83,2 g	20 g	22 %
Mayonnaise, 80 % Fett	82,5 g	25 g	27 %
Margarine	80,0 g	20 g	21 %
Haselnüsse	61,6 g	60 g	49 %
Weichkäse, 70 % Fett i.Tr.	40,0 g	30 g	16 %
Frischkäse Doppelrahmstufe	31,5 g	30 g	13 %
Croissant	33,6 g	70 g	31 %
Kartoffelchips	39,4 g	80 g	42 %

Wie sollen sie denn nun aussehen, die (guten) Fette, die unseren Speiseplan bereichern, anstatt uns fett und unglücklich zu machen?

- Wenn schon tierisch, dann in Form von Fisch und Geflügel. Rotes Fleisch ein Mal in der Woche. Verhältnis von tierisch zu pflanzlich: 1 : 3!
- Erhöhung der Zufuhr von Omega 3-Fettsäuren, wie Alpha-Linolensäure (Lein-, Hanföl)
- Öfter mal fetten Fisch: Lachs, Hering, Makrele, Sardine
- Erhöhung der Zufuhr von Omega 6-Fettsäuren (siehe Tabelle 6)

Tabelle 6: Anteil mehrfach gesättigter Fettsäuren in verschiedenen Ölen (in %)

	Omega 3	Omega 6
Leinöl	50	20
Fischöl	30	4
Weizenkeimöl	5	40
Sojaöl	7	40
Distelöl	0,5	70
Sonnenblumenöl	0,5	60
Erdnussöl	0,5	20
Nachtkerzenöl	0,5	70

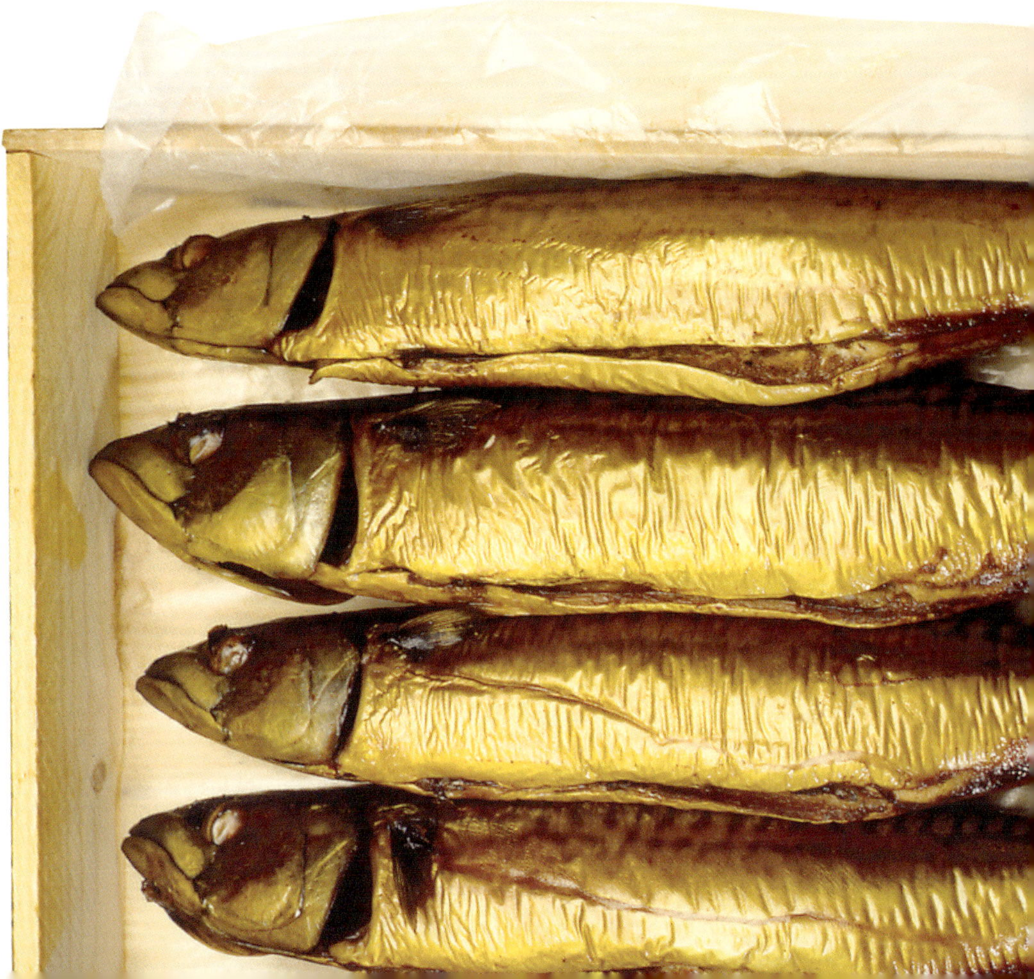

Eiweiß: Bausteine des Lebens

Eiweiß (griechischen „proteios“ = erstrangig) ist – wie sein Name schon sagt – ein lebensnotwendiger Bestandteil unseres Körpers. Ohne Protein funktioniert praktisch nichts: Bindegewebe, Muskeln und andere Gewebe, Enzyme, Hormone, Blutbestandteile, das Immunsystem, alles ist aus Proteinen oder deren Einzelbausteinen, den Aminosäuren, aufgebaut. Zur Zeit sind über 80 natürlich vorkommende Aminosäuren bekannt. Von den etwa 22 in den Nahrungseiweißen verkommenden Aminosäuren sind acht für den Menschen essenziell. Diese müssen mit der Nahrung aufgenommen werden, da sie der Körper nicht selbst aufbauen kann.

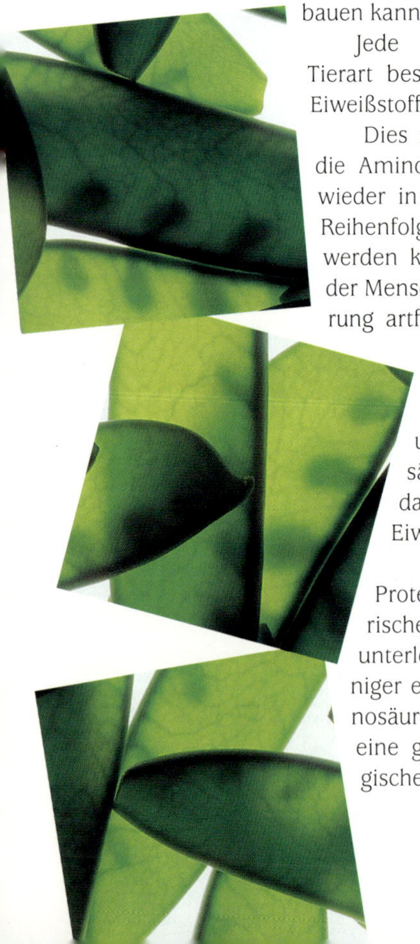

Jede Pflanzen- und Tierart besitzt bestimmte Eiweißstoffe.

Dies ist möglich, da die Aminosäuren immer wieder in einer anderen Reihenfolge kombiniert werden können. Nimmt der Mensch mit der Nahrung artfremdes Eiweiß zu sich, zerlegt er dieses bei der Verdauung in Aminosäuren und baut daraus arteigenes Eiweiß auf.

Pflanzliches Protein ist dem tierischen qualitativ unterlegen, da es weniger essenzielle Aminosäuren enthält und eine geringere biologische Wertigkeit aufweist. Pflanzliches Protein aus Nahrungsmitteln hat aber den Vorteil, dass man mit ihm weniger Fett als Begleitstoff aufnimmt. Ein ausgewogenes Verhältnis zwischen pflanzlichem und tierischem Eiweiß in der Nahrung ist deshalb optimal.

Das Ziel einer Diät ist es, so wenig Muskelprotein wie möglich zu verlieren – vor allem natürlich, weil es überlebenswichtig für uns ist! In dem von uns betrachteten Kontext ist außerdem Folgendes wichtig: Diese verlorene Muskelmasse wird nach der Diät wieder aufgebaut und die Fettzellen speichern mehr Fett als vorher, um für die nächste Hungerattacke besser gerüstet zu sein (Jo-Jo-Effekt!). Ihr Körper kennt da einen Stoff, der uns bei der Fettverbrennung unterstützt: L-Carnitin. In der Natur kommt das gute tierische Eiweiß immer zusammen mit L-Carnitin vor, und das hat seinen Grund. Bei einer verminderten L-Carnitin-Versorgung läuft die Fettverbrennung auf Sparflamme und von optimaler Energiebereitstellung für ungezählte Aktivitäten kann nicht die Rede sein. L-Carnitin ist deshalb so wichtig für unsere Fettverbrennung, weil die Fettsäuren in unserem Körper nicht allein in die Brennkammern gelangen können, sondern erst durch ein Coenzym aktiviert und auf L-Carnitin übertragen werden müssen. L-Carnitin transportiert dann diese Fettsäuren wie ein Taxi oder ein Lastwagen in die Brennkammern und gibt sie innerhalb der Brennkammern wieder frei, so dass sie verbrannt werden können. Es liegt auf der Hand, dass L-Carnitin als Transporteur der Fettsäuren eine tragende Rolle im Energiehaushalt des Menschen spielt.

L-Carnitin hilft auch das Eiweiß besser zu verwerten, und darum wird es allen guten Eiweiß-Produkten zusätzlich angereichert.

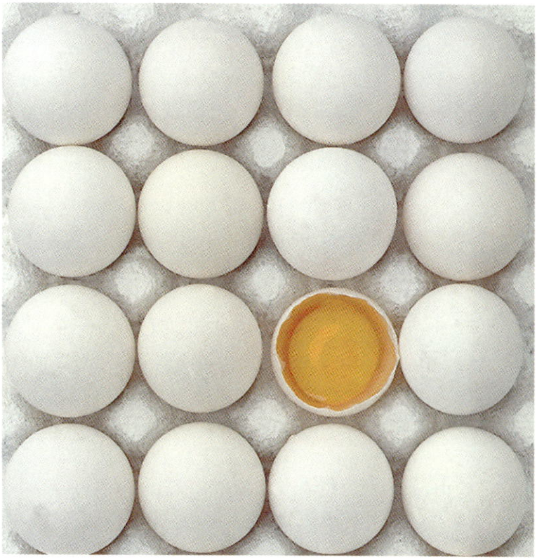

Abnehmen funktioniert in drei Schritten:

- Bei einer Einschränkung der Kalorienzufuhr muss unser Körper Fett aus den Fettzellen mobilisieren und für die Verbrennung verfügbar machen. Fettsäuren werden freigesetzt und an das Blut abgegeben. Prof. Koo von der Kansas University in den USA konnte 1999 in Studien zeigen, dass bei einer kalorienreduzierten Kost die Gabe von L-Carnitin den Fettzellen hilft, mehr Fett zu mobilisieren und sogar die Umwandlung von Fettsäuren in Energie in den Fettzellen selbst steigert.
- Das Fett muss dann von der Blutbahn in die Muskelzellen transportiert werden und dort in die Mitochondrien (Brennkammern der Zellen) gelangen. Dieses geschieht einzig und allein durch L-Carnitin.
- Schließlich muss das Fett im Muskel (am besten durch regelmäßige Bewegung) verbrannt werden. Mehrere Studien, die von den Wissenschaftlern Müller und Richter 2002 an der Universität Leipzig und von Lorenz und Wutzke 2003 an der Universität Rostock durchgeführt wurde, belegen eindeutig, dass die Gabe von L-Carnitin die Verbrennung der Fettsäuren beim Menschen steigert.

Tabelle 6: Eiweißgehalt einiger Lebensmittel

Lebensmittel	Eiweißgehalt pro 100 g	Portionsgröße	% Deckung des Tagesbedarfs
Butter	83,2 g	20 g	22 %
Hartkäse Dreiviertelfettstufe	38,5 g	30 g	16 %
Sojabohne getrocknet	35,1 g	60 g	29 %
Schweinefleisch gegart	28,7 g	150 g	59 %
Rindfleisch	28,9 g	150 g	59 %
Schnittkäse Dreiviertelfettstufe	27,4 g	30 g	11 %
Nüsse	25,3 g	25 g	9 %
Putenbrust	24,1 g	150 g	49 %
Fische gegart	21,0 g	150 g	44 %
Hühnerei	12,4 g	60 g	10 %
Bohnen dick getrocknet	28,1 g	60 g	23 %

Ist nun die Kalorienzufuhr geringer als der Kalorienverbrauch, sinkt das Körpergewicht langsam und es wird Körperfett abgebaut. Bisher wurde L-Carnitin vor allem in der Tierernährung eingesetzt und hat dort bei allen untersuchten Spezies gezeigt, dass es die Reduktion des Körperfettanteiles verstärkt. Ohne L-Carnitin können vor allem die langkettigen Fettsäuren nicht verbrannt werden, und bei einem Mangel an L-Carnitin können sich die Blutfettwerte erhöhen. Ein L-Carnitinmangel schwächt die gesamte Muskulatur, insbesondere aber auch die Herzmuskulatur. Vereinfacht lässt sich also sagen: keine Fettverbrennung ohne L-Carnitin.

Inzwischen gibt es drei Studien an Menschen, die zeigen, dass die Gabe von L-Carnitin bei Menschen die Gewichtsabnahme unterstützt. Durch die Gabe von L-Carnitin kann die Gewichtsabnahme um 0,8–2,0 kg pro Monat verstärkt werden. Dies haben Studien von Lurz und Fischer (1998), Siani (1984) und Ellrott und Pudel (2003) gezeigt. Die Förderung des Gewichtsverlustes durch L-Carnitin ist ein physiologischer Prozess, der vor allem das schwer angreifbare Körperfett reduziert und somit sehr sinnvoll ist. Neben diesem positiven Effekt auf die Gewichtsreduktion hat L-Carnitin auch noch viele weitere positive Effekte, die für Übergewichtige interessant sind. So können erhöhte Blutfettwerte durch L-Carnitin gesenkt, Gefäße erweitert, der Blutdruck gesenkt und die Insulinwirkung verbessert werden.

L-Carnitin ist vor allem in Fleisch und Milchprodukten enthalten, aber kaum in Obst und Gemüse. Aus diesem Grund sollten Menschen, die ihre Kalorien reduzieren und/oder wenig Fleisch zu sich nehmen, L-Carnitin zusätzlich zu sich nehmen.

Unser Körper kann L-Carnitin auch selber produzieren, aber um dies zu tun muss er unsere Muskelmasse abbauen. Um 1 g L-Carnitin herzustellen, muss unser Körper 34 g unserer Muskelmasse abbauen. Das ist natürlich sehr unwirtschaftlich und der Grund dafür, dass unser Körper das L-Carnitin lieber mit der Nahrung aufnimmt. Wenn wir also Fleisch essen, so nimmt unser Körper 85–95 % des L-Carnitins daraus auf und schränkt seine eigene Produktion ein. Dies ist ein weiterer Grund, warum L-Carnitin bei einer kalorienreduzierten Diät zugeführt werden sollte, um die körpereigene Muskelmasse zu schützen. Ich habe beobachtet, dass durch L-Carnitin die Menschen bei einer Diät weniger müde waren und die Gewichtsabnahme leichter und länger durchhielten. Ein Grund dafür könnte sein, dass durch die Gabe von L-Carnitin weniger Eiweiß abgebaut wird und dadurch weniger Ammonium aus abgebautem Eiweiß entsteht – und das macht müde.

CARNI PURE®

Sie sollten darauf achten, nur das nach dem biologischen L-Carnipure®-Verfahren hergestellte L-Carnitin zu verwenden. Dieses Carnitin enthält aufgrund seiner enzymatischen Produktionsweise garantiert nur reines L-Carnitin, und kein unnatürliches D-Carnitin. Produkte, die dieses hochreine L-Carnitin enthalten, sind erkennbar an dem L-Carnipure® Qualitätszeichen.

Tabelle 7: L-Carnitin-Gehalt in Lebensmitteln in mg/kg geordnet nach Produktgruppen

(nach Gustavsen HSM, Bestimmung des L-Carnitin-Gehaltes in rohen und zubereiteten pflanzlichen und tierischen Lebensmitteln, Inaugural Dissertation zur Erlangung des Doktorgrades, Physiologisches Institut der tierärztlichen Hochschule Hannover, 2000)

Tierische Produkte	mg/kg
Fleischextrakt	36.860
Ziegenkeule	2.210
Hirschkalbssteak	1.930
Lammkeule	1.900
Känguruhsteak	1.660
Rehkeule	1.640
Lammfilet	1.610
Elchbraten	1.600
Hirsch	1.500
Rinderbraten	1.430
Rinderhüftsteak	1.350
Strauß	1.280
Rindsgulasch	1.270
Rentiersteak	1.210
Hasenkeule	1.200
Rinderbeinfleisch	1.180
Pferdefleisch	1.170
Rehrücken	1.160
Ziegenrücken	1.120
Kalbsschnitzel	1.050
Kalbsrücken	1.020
Roastbeef	1.010
Hase	860
Rinderhackfleisch	470
Wildschweinrücken	420
Bratwurst	386
Corned Beef	320
Cervelatwurst	300
Entenbrust	288
Schweineschnitzel	274
Schweinegulasch	264
Schweinefleisch	244
Kaninchenkeule	232
Mettwurst	220
Taubenbrust	211
Lachsschinken	205
Schweinefilet	190
Flugentenkeule	189
Wiener Wurst	176
Weißwurst	170
Wachtelbrust	166
Putenkeule/Filet	133
Hinterschinken	121
Bierschinken	120
Kalbsleberwurst	92
Mortadella	92
Hähnchenkeule	80
Hähnchenbrust	78
Hänchenfilet	62
Fasanenbrust	60
Entenleber	43
Schweineleber	36
Fleischwurst	30
Blutwurst	12
Hühnereier	8

Pflanzliche Produkte	mg/kg
Steinpilze getrocknet	388
Felsenaustern	243
Spitzmorcheln/getrocknet	208
Pfifferlinge getrocknet	126
Austernpilze	50
Steinpilze frisch	28
Champignons	26
Pfifferlinge	13
Nudeln	7,0
Mandeln	6,7
Erdnüsse	5,8
Fenchel	5,3
Brokkoli	4,8
Weizenbrot	4,1
Avokado	4,0
Möhren	4,0
Blumenkohl	3,6
Weizenbrötchen	3,5
Papaya	3,5
Zucchini	3,4
Auberginen	3,0
Paranüsse	3,0
Reis	3,0
Kirschen	2,6
Haselnüsse	2,5
Walnüsse	2,5
Kartoffeln	2,3
Gurken	1,9
Roggenbrot	1,8
Mais	1,6
Pflaumen	1,6
Erbsen	1,4
Paprika	1,4
Pfirsich	1,4
Bohnen	1,2
Tomaten	1,1
Bananen	1,0
Kiwi	0,8
Blattsalat	0,6
Bier	0,6
Äpfel	0,5
Margarine	0,5
Birnen	0,3
Orangen, Zitronen	0,1

Milchprodukte	mg/kg
Ziegenkäse	127
Kondensmilch	97
Schafskäse	65
Hüttenkäse	53
Joghurt	41
Milch	40
Sahne	38
Schafskäse/Rind	36
Milcheis	35
Buttermilch	34
Quark	30
Briekäse	27
Zaziki	27
Creme Fraiche	26
Molke	22
Gouda, alt	20
Camembert	18
Mozzarella	18
Harzer Käse	17
Frischkäse	16
Hefe	11
Edamer	15
Gouda, jung	14
Butter	11
Kochkäse	11
Gorgonzola	10
Butterkäse	8
Babybel	6

Meeresfrüchte	mg/kg
Hummer (Körper)	270
Langustenschwanz	154
Hummer (Schere)	142
Seelachsfilet	132
Heringe (gebraten)	124
Seelachs (Alaska)	97
Heringe (Grün)	86
Riesengarnelen	74
Aal (geräuchert)	65
Scholle	63
Schillerlocke	56
Egli Filets*	55
Meerbrasse	50
Hecht	40
Seezunge	38
Hering (Filet)	37
Kaviar	37
Wildlachs	37
Thunfisch	34
Schellfisch	33
Makrele	32
Lachs	31
Haifisch	30
Krabben (Cocktail)	30
Miesmuscheln	28
Forrelle	28
Seeteufel	24
Tintenfisch	21

Wie sieht sie aus – die ideale Diät?

Da haben wir einige *Essentials*, die ganz oben auf der Wunschliste stehen und die wir uns einmal näher anschauen sollten.

- Sie muss den bei Übergewicht zu hohen Insulinspiegel gleich zu Beginn wirksam absenken.
- Nahezu fast gleichzeitig muss sie die Schilddrüsenfunktion, die ja, wie wir wissen, stereotyp bei weniger Nahrung (Kalorienzahl) heruntergefahren wird, verbessern und damit – genialer Kunstgriff –
- den *Adipostaten* ausschalten und bei Ende einer solchen Ideal-Diät *neu justieren!*

Gehen wir ans Eingemachte und betrachten diese Unverzichtbarkeiten für eine gesunde, wirksame und nachhaltige Diät einmal etwas genauer.

Die biochemischen Grundlagen haben wir bereits kennen gelernt. Nur noch einmal so viel: Zu viel essen, speziell bei den falschen Kohlenhydraten, bringt nichts als Verdruss. Der Körper schaltet auf Verzweiflungs-Stoffwechselfunktionen um. Bringt neue Enzyme ins Spiel. Wird durch das ständige Hochjazzen des Insulinspiegels mit Süßem und rasch verdaulichen Kohlenhydraten in die Ecke gedrängt, die da heißt: „Ich habs dicke. Aus Zucker wird jetzt Fett!" Und auch das Fett ist problematisch. Es geht bei zu hoher Kalorienzufuhr *direkt* in die Fettzellen. Dies ist das ganze Geheimnis des Wohlstandsdickseins unserer Zeit.

Schon der Kollege Atkins hat in den frühen 1960er Jahren erkannt, dass das Fetthormon Nr. 1 ein (zu hoher) Insulinspiegel ist. Nur hat er leider nicht weiter geforscht! Denn wenn ich schon einen Übergewichtigen habe, dem ich eine professionelle und hochwirksame, letztendlich jo-jo-freie Diät antun will, dann muss ich ihm auch sagen, was er zu tun hat, um diesen Fettmacher zu zähmen, d. h. *abzusenken*, damit der Stoffwechsel wieder rund läuft und Zucker nur zur Kraftentfaltung verwandt wird und nicht als Hüftgold endet! Für die an körperlichen Funktionen Interessierten noch ein kleines Detail: Der Körper verfügt über zwei fürs Zu- und Abnehmen äußerst wichtige Enzyme, die beide „hormonsensibel" sind. Das heißt, sie werden erst dann gestartet, also (voll) wirksam, wenn ein übergeordnetes Hormon sie „zündet"! In unserem Fall ist es so, dass dieses für die Fettverbrennung so wichtige Enzym (*Triglyzeridlipase*) durch einen hohen Insulinspiegel *gehemmt*, d. h. unwirksam wird! Ihnen wird sofort einfallen, dass, wenn nichts unternommen wird, um das immer zu hohe Insulin zu Beginn einer Diät drastisch zu senken, dieses ausschließlich Fett verbrennende Enzym „stumm geschaltet" = unschädlich ist. Und jetzt wird Ihnen vielleicht auch klar, warum der Körper bei einer solch unprofessionell durchgeführten Diät „die Steinzeit herausholt" und volle zwei Wochen Zucker aus Muskeln bildet. Genau deshalb! Die Waage zeigt zwar nach unten an. Aber genau das Falsche!

Wir haben gelernt, dass in der Zeit, als Lucy und *Friends* auf das Gold des Eiweißes gestoßen sind, die Evolution der Menschheit einen *Spin* ungeheuren Ausmaßes erfahren hat. Ja, das war ernährungsphysiologisch gesehen die eigentliche Geburt der Spezies Homo!

Die moderne Diätetik wirft nun gerade in Punkto Eiweiß einige wichtige Fragen auf: Warum verkünden Ernährungswissenschaftler einerseits, dass wir weniger Eiweiß zu uns nehmen sollen, und auf der anderen Seite sprechen wir Diätexperten davon, dass die Zufuhr erhöht werden muss? Der Ehrlichkeit halber muss man sagen, dass der so genannte *spezifisch-dynamische* (Mehrverbrennungs-)*Effekt* der Proteine auf die Schilddrüse nicht so dramatisch hoch ist, dass man ihn bedingungslos bei einer (Ideal-)Diät hätte einsetzen können. Um eine deutliche Steigerung auf die Verbrennungsvorgänge der Schilddrüse zu erzielen, würden solch gewaltigen Mengen an Eiweißen vonnöten sein, dass kein Mensch die nötigen Lebensmittel verdauen könnte! Wer schafft es schon, drei Kilogramm Quark zu essen, ohne dass ihm schlecht wird? Ganz zu schweigen von den zu hohen Anteilen an Fett, die da mit in den Magen gelangen und ihn sofort bei der Verdauungsarbeit einschränken!

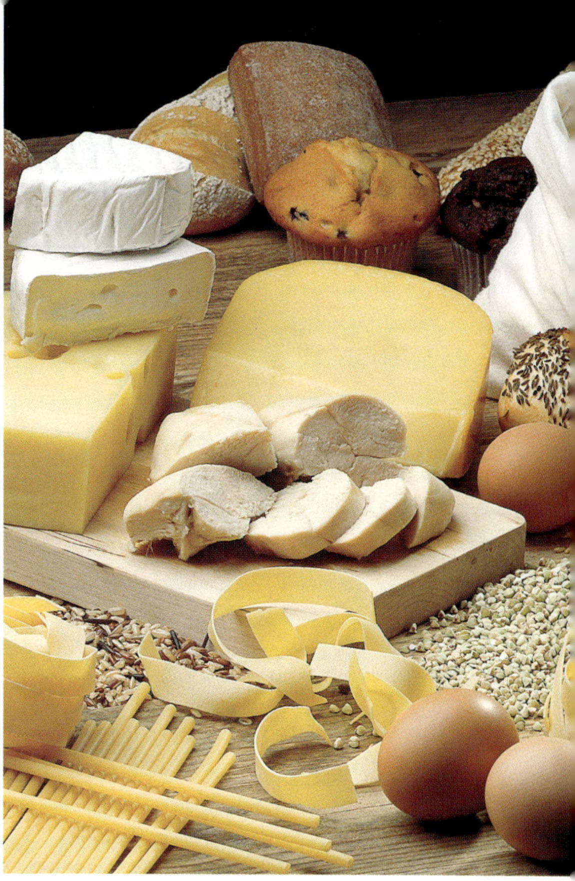

Ernährungsexperten führen Eiweiß üblicherweise mit normalen Lebensmitteln zu, also meistens in Form von tierischem Eiweiß. Und um 70 g Eiweiß über die Nahrung zuzuführen, müssten wir täglich 400 g Fleisch zu uns nehmen! Und die Lösung des Problems: Bei Eiweiß-Supplementierung erhält man eine konzentrierte Mischung aus pflanzlichem und tierischem Eiweiß – das ist effektiv, natürlich und gesund.

Es stellte sich die grundlegende Frage: Was muss ein Eiweiß können, um spezifisch-dynamisch wirksam zu sein?

Antwort: Es muss eine hohe Qualität haben! Im Fachterminus: Es muss über eine hohe biologische Wertigkeit* verfügen! Nur, wie kommt man dazu? Das ist gar nicht so schwer. Unsere Großmütter legten großen Wert auf eine so genannte Kartoffel-Ei-Diät. Wer kennt sie nicht, die Bratkartoffel-Spiegelei-Orgien an Freitagabenden? Die haben nicht nur gut geschmeckt, nein, darüber hinaus machten sie ein solches Essen doppelt so wertvoll, weil sich pflanzliches und tierisches Eiweiß in der richtigen Kombination gegessen gegenseitig aufwertet. So kommt man leicht auf eine Qualität von fast 100 Prozent! Zum Abnehmen total ungeeignet, sicher, aber man ist auf dem Weg.

* Die biologische Wertigkeit gibt an, wie viel Eiweiß der Körper aus 100 g zugeführten Eiweißes selbst machen kann.

Überhaupt sollten wir in einer modernen Ernährung die (goldene) Regel beachten:

- Erster Schritt: Höchstens ein Drittel Tierisches (Fleisch, Milchprodukte, Fisch), aber volle zwei Drittel Pflanzliches. Weiter im Kontext. Wie steigert man die biologische Qualität eines solchen Konstruktes weit über 100 Prozent und bekommt dadurch einen echten Schub auf den Motor, ohne ihn (gleich) zu überdrehen – geht das überhaupt? Die Antwort ist ein lautes, deutliches und vor allem voll wissenschaftliches „*Ja*"! Schauen wir uns in der Pflanzenwelt um. Dort treffen wir auf Soja, welches den höchsten Proteingehalt in der gesamten menschlichen Ernährungspalette hat. Das lästige Fett entfernen wir ganz einfach.
- Zweiter Schritt hin auf dem Weg zum Traumnahrungsmittel: Wir kombinieren Soja mit einem geeigneten tierischen Partner, in unserem Fall der Milch und ihren guten Eiweißen.
  Und was bekommen wir? Ein *neues Lebensmittel* mit der sagenhaft hohen biologischen Wertigkeit = Wirksamkeit von weit über 120 Prozent!*
  Damit haben wir einen ganz entscheidenden Schritt nach vorn getan. Wenn Eiweiß (messbar) spezifisch-dynamisch wirken soll und damit die Schilddrüse zur verbesserten Hormonproduktion anregt und dadurch die Verbrennungsvorgänge des Körpers wirksam und nachhaltig steigert, um damit endlich und wahrhaftig das lästige Fett zu verbrennen, ja dann hätten wir den Stein der Weisen gefunden.

Das waren so meine Gedanken, als ich mich an meine eigenen Forschungsarbeiten machte. Und ich bin fündig geworden. Ich werde den Samstag Morgen nie vergessen, als ich nach zwei Wochen Diät mit dem von mir entwickelten, neuen Eiweißgemisch** in die Praxis kam und meine (hoffentlich veränderten) Schilddrüsenwerte bestimmen wollte. *Sie waren über 40 Prozent angestiegen!*

Mir wurde schwarz vor Augen. Das bedeutete nichts anderes, als dass zum ersten Mal in der Geschichte der modernen Medizin ein solcher Effekt wirksam messbar wurde: Ein neues Lebensmittel war gefunden!

Und wie jeder seriöse Arzt, der die Welt von etwas Sensationellem in Kenntnis setzen will, dieses auch verlässlich und nachvollziehbar belegen muss, machte ich mich an eine Studie und untersuchte diesen Effekt an durchschnittlich 100 Patienten und fand wiederum ... genau dasselbe. Es funktionierte. Das Eiweiß und seine ungeheure Wirksamkeit auf die Schilddrüse waren rehabilitiert. Etwas aufgemotzt zwar, aber naturbelassen. Ohne Chemie und Hilfsmittel. Es konnte also weitergehen!

Jeder, der seinen Konrad Lorenz gelesen und begriffen hat, wird wissen, dass sich im Tierreich (genau wie beim Menschen) Reflexe gegenseitig beeinflussen, d. h. verstärken und/oder abschwächen. Senke ich also, wie in unserem Diät-Ideal-Fall, schon gleich zu Beginn den Insulinspiegel drastisch ab, indem ich den Magen-Darm-Trakt vollkommen

---

*Das bedeutet freilich nicht, dass aus 100 g Eiweiß im Körper 120 g entstehen. Dieser Wert ist rein rechnerisch und qualitativ zu bewerten.

**Multan®/Apotheke

entleere* und gebe dem Körper das, was er mit oder ohne Diät am nötigsten braucht, hochwertiges Eiweiß ohne lästige (Fett-)Kalorien, dann passiert genau Folgendes:

- Durch den *abgesenkten* Insulinspiegel wird das Fettverheizerenzym *Triglyzeridlipase* frei. Fettverbrennung kann mobilisiert werden, Fettsäuren werden abgespalten.
- Der Wirkungsgrad der Schilddrüse steigt. Sie bildet mehr Hormone, und genau dieser Mechanismus ist das krasse Gegenteil vom Jo-Jo-*Dieting*, bei dem alles nur noch schlimmer wird. Die Schilddrüse reguliert den Fettabbau im Körper.

Der *Adipostat* wird so *tonisiert*, und gegen Ende einer solchen Ideal-Diät auf einem ganz anderen, nämlich weit niedrigeren Niveau neu justiert.

Wir haben damit unser Steinzeiterbe überwunden und äußerst professionell genutzt, anstatt blind in das Verderben vorgegebener, nicht professionell genutzter Strukturen zu tappen.

Nach so viel biochemischen Informationen noch einmal der Versuch, dasselbe in ganz einfachen, leicht nachvollziehbaren Bildern zu sagen: Denken Sie an einen 800 PS starken Rennwagen. Wenn Sie sich da einfach reinsetzen und Gas geben, werden Sie den Motor ratzfatz abwürgen, ja im schlimmsten Fall das Getriebe beschädigen. Drücken Sie aber alle Knöpfe äußerst professionell, d. h. legen die Hebel so smart um, dass der Renner voll in den Rückwärtsgang

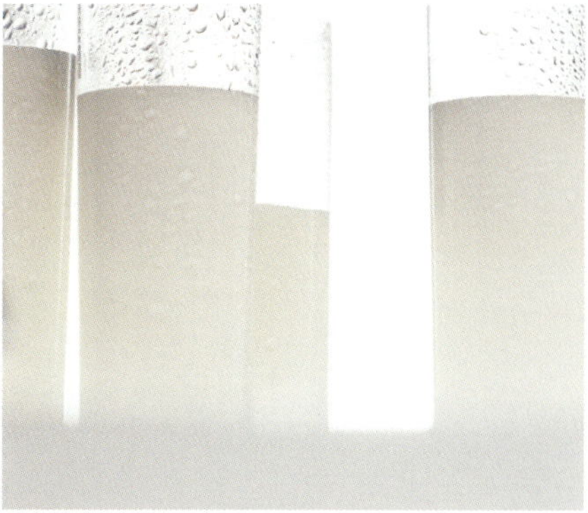

geht, werden Sie auf der ganzen Linie Erfolg haben. Nur: Wer will den schon rückwärts ein Rennen gewinnen? Wir schon, denn rückwärts fahren heißt ja in unserem Fall Fett verbrennen und schnell ans Ziel (Traumfigur) gelangen. Ich glaube, dieses kleine Beispiel zeigt mehr als viele hochtrabende Worte, um was es geht und dass einfach mal eben so in eine Diät tappen der Anfang vom Ende ist. Ich kann Sie nur warnen, ein solches Risiko einzugehen. Ihre Zeit, ja Ihre Gesundheit sind viel zu kostbar dafür!

Zum Schluss die rhetorische Frage „Ja gibt es eine solche Ideal-Diät überhaupt?“ Die Antwort ist „Ja“! Durch wissenschaftliche Studien, unzählige Vorträge, ein medizinisches Lehrbuch und weit über zwei Millionen verkaufter Bücher gestützt, kann man sagen: Sie ist zu einem derartig großen Erfolg geworden, dass der wissenschaftliche Beirat des weltgrößten Kongresses für Naturheilverfahren** die mit meinem Namen assoziierte Diät*** im Jahre 2000 wissenschaftlich anerkannt hat.

---

* z. B. mit Glauber- oder Bittersalz

** Medizinische Woche in Baden-Baden

*** Die Markert-Diät®

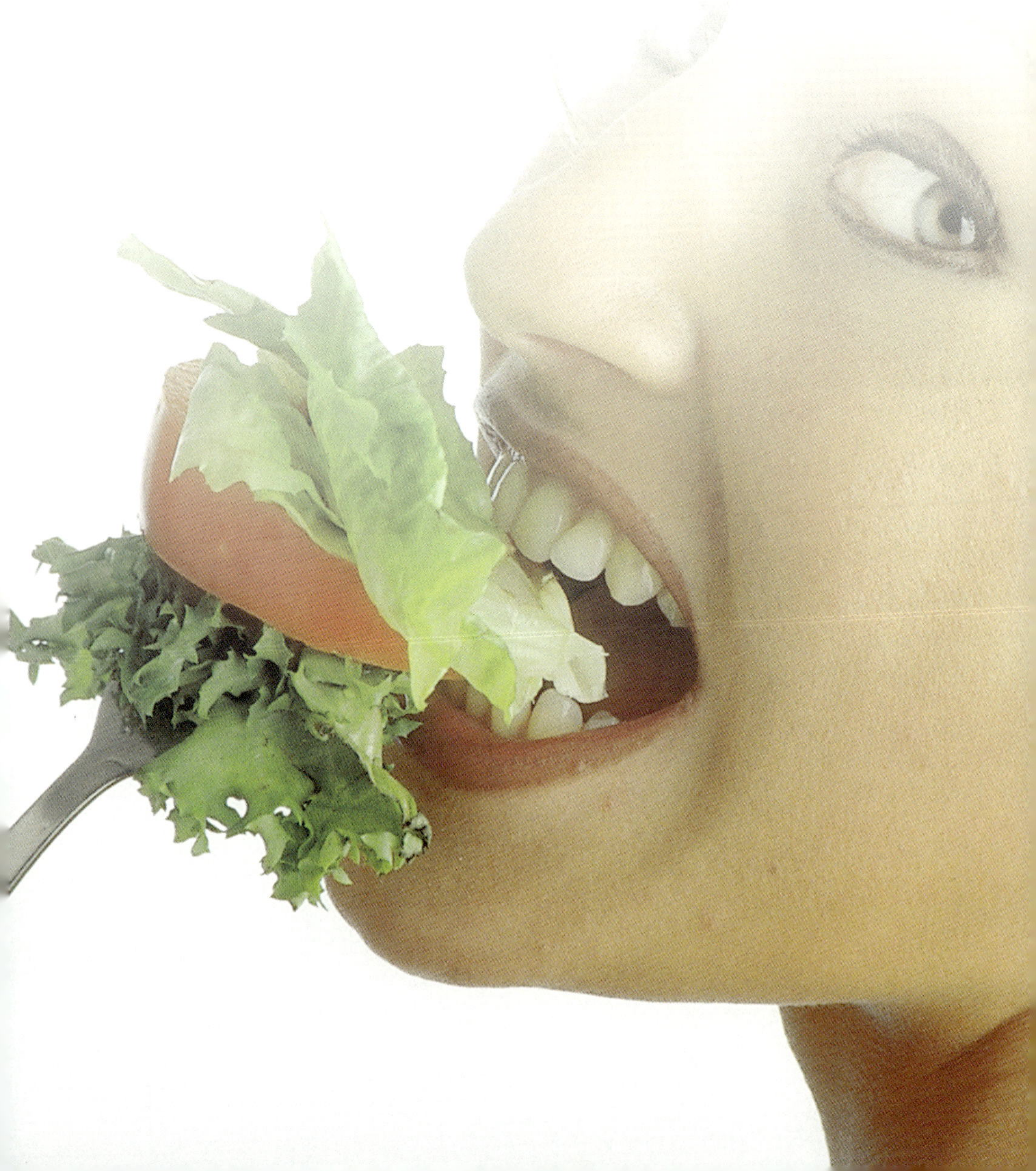

Teil 3

Spielend leicht zur Traumfigur

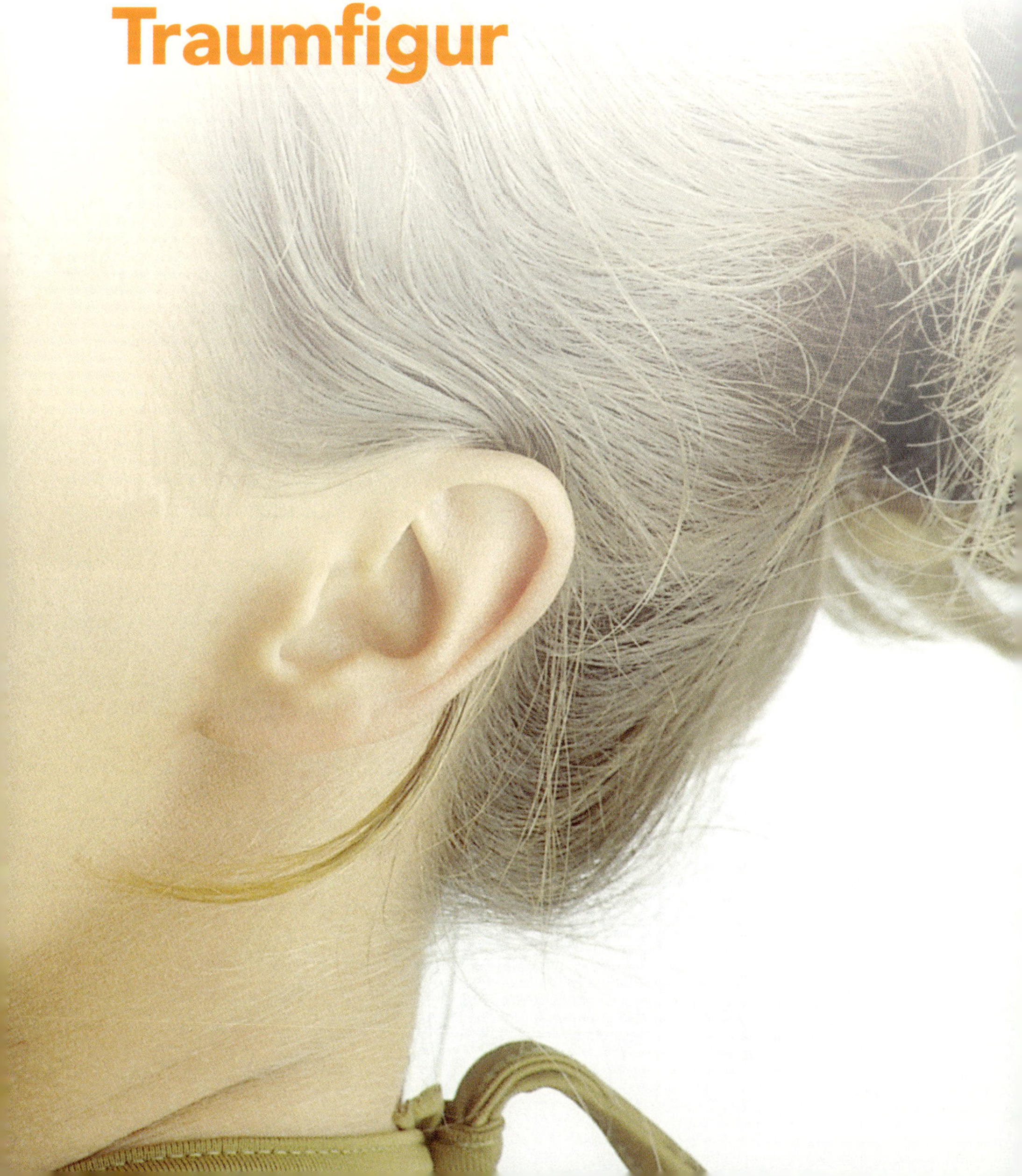

Die Markert-Basics

Jetzt, da wir jeden der „Knöpfe" kennen, die im großen Auf und Ab des Stoffwechselgeschehens eine zentrale Rolle spielen und die bedient werden müssen, damit nichts anderes als Fett verbrannt wird und Jo-Jo nur mehr in der Literatur stattfindet, brennen wir darauf, dieses auf Steinzeiterbe gestützte Wissen endlich in die Tat umzusetzen!

Ich gebe Ihnen mein Wort als Arzt und Wissenschaftler, dass Sie diese Diät genauso elegant und leicht durchziehen, wie schon Tausende vor Ihnen. Sie müssen sich nur in dem von mir vorgezeichneten „Wenn-dann-Kontext" bewegen: *Wenn* Sie alles so machen, wie aufgezeigt, *dann* werden Sie schlank und bleiben schlank. Na, ist das nicht Motivation genug?

Was ist vorab weiter zu beachten?

- Jeder, der gesund ist, leichtes Übergewicht hat, kann problemlos die Diät (bis zu vier Wochen) machen. Da mittlerweile viele Ärzte meine Diät kennen, z. T. schon selbst gemacht haben oder in der Praxis/Klinik anwenden, können Sie ruhig Ihren (Haus-)Arzt bitten, Sie durch die Kur zu begleiten.
- Alle, die ein höhergradiges Übergewicht haben (mittlerer Bodymass-Index oder 10 bis 20 Prozent über Normalgewicht), sollten nur unter ärztlicher Aufsicht ans Abnehmen gehen. Dieses gilt auch für alle, die ständig in ärztlicher Behandlung sind und Medikamente nehmen sowie für Heranwachsende und Schwangere!

Damit Sie auf einem Blick sehen, wo Sie stehen und wo Sie hin müssen, habe ich in Tabelle 8 und 9 die Ideal-Körpergewichte und deren Toleranzbereiche übersichtlich zusammengestellt. Denken Sie aber immer daran: Betreiben Sie nicht pure Zahlenkosmetik. Letztendlich ist das individuelle Idealgewicht dasjenige, bei dem Sie sich in Top-Form befinden.

Tabelle 8: BMI (Bodymass-Index) im Vergleich

	Männer	Frauen	
BMI/KMI	< 20	< 19	untergewichtig
	20–25	19–24	normalgewichtig
	25–30	24–30	übergewichtig
	> 30	> 30	stark übergewichtig
	23	22	Ø Ideal-BMI
	20–25	19–24	Toleranzbereich

Trinken!

Als tägliche Trinkmenge, inklusive Suppe, sollten Sie auf jeden Fall 3–4 Liter einplanen. Am besten sind ungesüßte Obstsäfte (höchstens 2 Gläser pro Tag!) und Mineralwässer. Sollten Sie Ihres Blutdruckes wegen auf Tee und Kaffee nicht verzichten können, so sei Ihnen dieses erlaubt, denn beide haben einen nicht unerheblichen *Co-Fatburner-Effekt*.

Wer sich die Mühe des frischen Zubereitens der Gemüsebrühe ersparen will, kann auf ausgezeichnete Fertigpräparate zurückgreifen. Tabletten und vor allem Vitaminpräparate sind ausdrücklich erlaubt (im ersteren Fall nur nach Rücksprache mit dem Arzt), denn Sie stören den Frieden unseres „metabolischen VollgasRückwärtsfahrens" auf keinen Fall.

Sollten Sie zu den wenigen gehören, bei denen der Hunger etwas an der Seele nagt, kann Ihnen auch hier geholfen werden. Kauen Sie doch immer dann, wenn der kleine Hungerteufel über Sie kommt, einige Tabletten auf Ananas- und Topinamburextrakt-Basis, und schon haben Sie ein Problem weniger!

Weniger ist mehr. Was sich während der Diät verändert

Das Gewicht sowieso. Und zwar drastisch nach unten. Kein Gramm körpereigenes Eiweiß. Nur Fett. Völlig gesund und unbedenklich. Bei der zur Markert-Diät durchgeführten Studie und an Pa-

Tabelle 9: Körpergewicht Erwachsener mit Toleranzbereich bei verschiedenen Körpergrößen (berechnet nach Bodymass-Index BMI)

Körpergröße	Körpergewicht (kg)			
	Männer	Toleranzbereich	Frauen	Toleranzbereich
144			45,5	39,5–50
146			47	40,5–51
148			48	41,5–52,5
150			49,5	42,5–54
152			51	44–54,5
154	55,5	47,5–59,5	52	45–57
156	57	48,5–61	53,5	46–58,5
158	58,5	50–62,5	55	47,5–60
160	60	51–64	56,5	48,5–61,5
162	61,5	52,5–65,5	57,5	50–60
164	63	54–67	59	51–64,5
166	65	55–69	60,5	52,5–66
168	66,5	56,5–70,5	62	53,5–67,5
170	68	58–72,5	63,5	55–69,5
172	69,5	59–74	65	56–71
174	71	60,5–75,5	66,5	57,5–72,5
176	73	62–77,5	68	59–74,5
178	74,5	63,5–79	69,5	60–76
180	76	65–81	71,5	61,5–78
182	78	66–83	73	63–79,5
184	79,5	67,5–84,5	74,5	64,5–81,5
186	81,5	69–86,5	76	65,5–83
188	83	70,5–88,5		
190	85	72–90,5		
192	86,5	73,5–92		
194	88,5	75,5–94		
196	90,5	77–96		

tienten/Probanden gemessen, konnte ich eindrucksvoll zeigen, dass beim Fasten pro Tag bis zu 800 Gramm Fett verbrannt wurden und in einer Woche 4–5 Kilogramm an Fettmasse weniger messbar waren. Sie können sich also selbst leicht ausrechnen, wie viel Zeit Sie einplanen müssen, um Ihrem Traumgewicht ein entscheidendes Stück näher zu kommen.

Innerhalb der ersten drei Tage werden Sie merken, dass Sie „schweben". Dieses Hochgefühl wird vermittelt durch die in Gang gekommene Fettverbrennung und gestützt durch eine deutliche *Endorphin*(Wohlfühlhormon)-*Ausschüttung*, wenn Sie ein bisschen sporteln.

Was ändert sich sonst noch? Puls und Blutdruck werden ruhiger. Der Körper schaltet in den Spargang. Dem sollten Sie nachkommen, indem Sie sich nicht allzu überfordern und alles etwas lässiger angehen. Der Kampfnerv (*Sympathikus*) hat nun Ruhe, der Ruhenerv (*Parasympathikus*) hat das alleinige Sagen. Dieses höchst willkommene Regulativ kann die ständig unter zu hohem Stress Stehenden wirksam schützen und die Menschen mit hohem Blutdruck oder grenzwertigen Bereichen (*Borderliners*) davor schützen, an dieser Zivilisationsseuche zu erkranken und ihnen helfen, deutlich Medikamente einzusparen.

Sollten Sie dennoch dieses neue „Lahmgefühl" gar nicht schätzen, so kann Ihnen nur eines wirksam helfen: Bewegung. Denn wenn mehr Blut zum Herzen transportiert wird, wird vermehrt ausgeworfen. Puls und Blutdruck steigen. Der Kreislauf kommt (verstärkt) in Gang. Power kehrt ein. Dennoch: auch hierbei nicht übertreiben. Getreu dem Motto der Träger am Kilimanjaro: *„Pole, pole"* – langsam, langsam!

Bitte vergessen Sie nie:

- Sie müssen unbedingt vom Teufel, der in der Diätpyramidenspitze wohnt, die Finger lassen und so seinem Kumpan Jo-Jo für alle Zeiten ein Schnippchen schlagen. Meiden Sie diese Süß- und Zuckerorgien wie die Pest. Ab und an eine kleine Sünde, mehr aber nicht. Nicht nur Ihre Zähne werden es Ihnen danken.
- Dann: Sie müssen sich für einen dauerhaften Erfolg weiterhin vorstellen, dass Ihre Lebensführung *(diaita)* geändert werden muss. Bringen Sie Essen und Bewegen in die geordnete Zügelfunktion, als die diese angelegt und gedacht worden sind: eines bedingt zwangsläufig das andere. Aus diesem Joch kommt keiner von uns heraus!
- So sollten Sie als Mann nicht mehr als 2400 Kalorien und als Frau höchstens 2000 täglich zu sich nehmen, es sei denn, Sie treiben Sport, dann können Sie zwischen 400 und 500 Kalorien zusätzlich veranschlagen, aber nur wenn kräftig geschwitzt wurde. Damit Ihr „Körpermotor", die Schilddrüse, auch in der Nach-Diätphase besser eingestellt ist, d. h. leichter Fett verbrennt als vorher, empfiehlt es sich auch weiterhin, (z. B. ein Mal pro Woche), den Powerdrink (ca. 100 g) zu nehmen.
- Schauen Sie sich die Diätpyramide so oft an, wie Sie können. Suchen Sie sich die Anteile raus, die auf Ihren persönlichen Geschmack treffen und kombinieren Sie dabei so viel Sie nur können. Gehen Sie dabei öfters auf die Waage als vorher.

Die neue Markert-Diät: Ernährungsplan für 2 Wochen

Sie haben sich entschieden. Jetzt oder nie. Sie wissen: in nicht allzu ferner Zeit passen wieder Rock, Hose, Kleid, Anzug genauso gut wie in den seligen Teenagerjahren. Sie packen es also an.

Warum habe ich meine Diät aktualisiert?

- *Diät heißt heute abnehmen – und satt sein:* Mit dem Ernährungsplan für 2 Wochen (die Rezepte sind für eine Person) biete ich erstmals eine Alternative zur reinen Formula-Diät. Warum? Heute weiß man, das abnehmen (auch) mit satt sein zu tun hat. Zu schnell abzunehmen birgt für viele das Risiko, wieder zu schnell zuzunehmen.

- *Diät heißt heute abnehmen – und gesund sein:* Diät heißt heute nicht mehr nur abnehmen, sondern gesund werden und bleiben. Aus diesem Grund werden sinnvolle Diäten um Nahrungsergänzungen erweitert: Wer nicht nur abnehmen möchte, sondern außerdem ernährungsbedingte Krankheiten bekämpfen möchte, sollte supplementieren. Wir machen das so, wie bereits beschrieben: Mit *Eiweiß, L-Carnitin und Jod.*

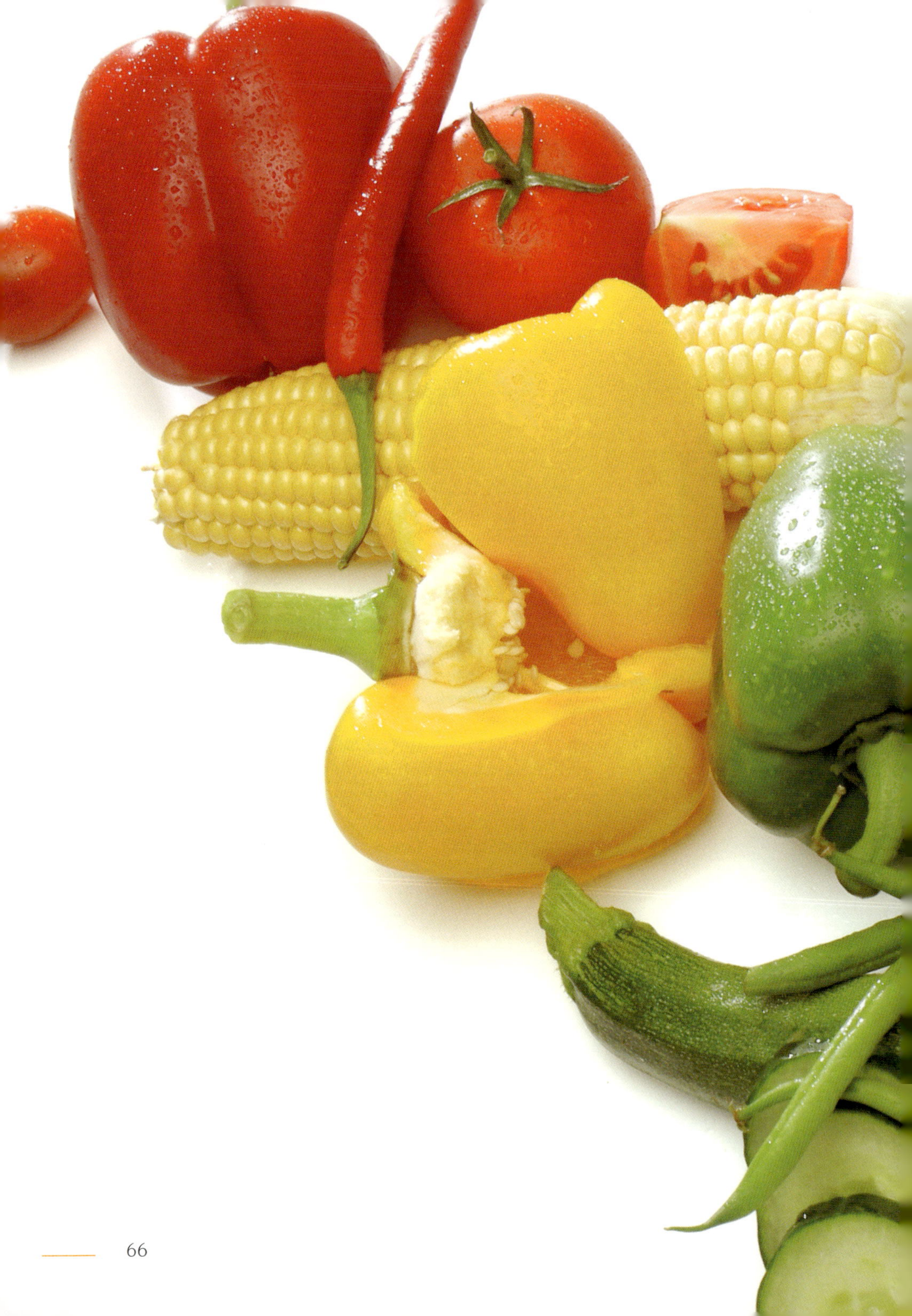

Samstag

Morgens: Der perfekte Start

Wir beginnen mit der Darmreinigung. Sie besorgen sich aus der Apotheke 20–50 g Bittersalz. Sie lösen zwei leicht gehäufte Esslöffel davon in ca. 250 ml Wasser auf. Da dies nicht jedermanns Geschmack trifft, können Sie ein halbe ausgepresste Zitrone dazu mischen. Sie trinken das zügig und – *voilà* – sind schon mittendrin in der Diät. Die Toilette sollte für 3–4 Stunden in erreichbarer Nähe sein, denn damit Ihr gesamter Magen-Darmtrakt leer wird *und*, was noch wichtiger ist, der Insulinspiegel drastisch *abgesenkt* wird, damit die Fettverbrennung so richtig angeheizt werden kann, bedarf es schon einiger Sitzungen.

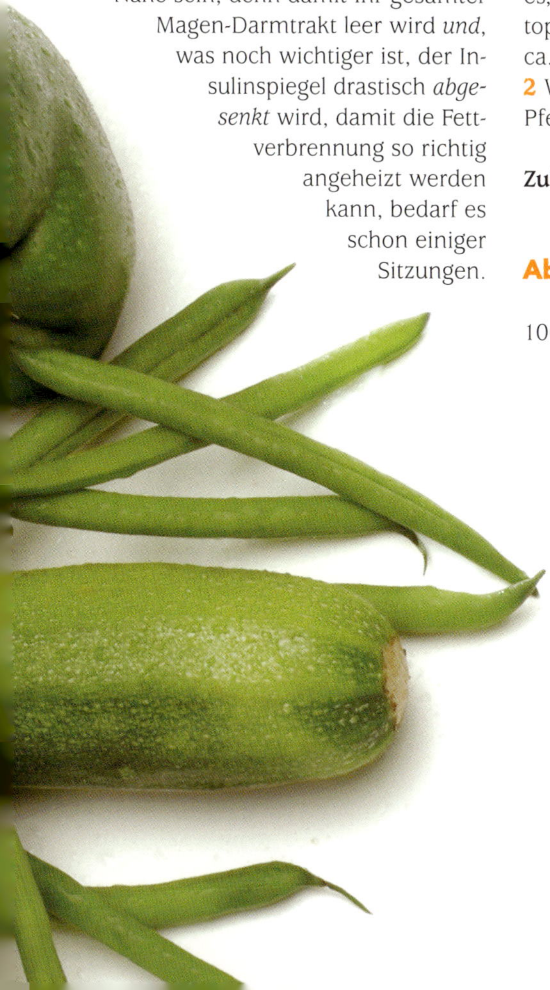

Mittags: Gemüsebrühe

400 g	Gemüse nach den Ampelfarben gemischt
1 EL	Olivenöl
1 EL	Kräuter

Muskat, schwarzer Pfeffer, etwas Salz

1 Schwitzen Sie das Gemüse mit dem Öl etwas an und versetzen Sie es mit 2 Liter Flüssigkeit. Am schnellsten geht es, wenn Sie alles in den Schnellkochtopf tun, dann haben Sie Ihre Brühe in ca. 12 Minuten fertig zum Verzehr.
2 Würzen Sie mit Kräutern Ihrer Wahl. Pfeffer, wenig Salz und Muskat dazu.

Zubereitungszeit: 20 Minuten

Abends: Der Turbogang

100 g Eiweißdrink in 100 ml Magermilch eingerührt
500 mg L-Carnitin
0,3 mg Jod

Morgens: 2 Kraftprotze mit pikantem Schnittlauch-Dip

Rezept für 6 Stück. Für die nächsten Tage vorbacken und einfrieren!

0,2 l	Buttermilch
1 1/2 EL	Mohn
10 g	Weizen-Vollkornmehl
10 g	Dinkel-Vollkornmehl
7,5 g	Roggen-Vollkornmehl
1/2 TL	Salz

1 Buttermilch auf ca. 30 °C erwärmen.
2 Mehle mit Salz mit fein zerbröseltem Mohn mischen. Mehl mit Buttermilch auf unbemehlter Arbeitsfläche 10 Min. kräftig kneten.
3 Teig zu Kugel formen und in eine mit Mehl ausgestreute Schüssel legen, zudecken, an warmem Ort ca. 1/2 Stunde ziehen lassen: das Volumen soll sich verdoppeln.
4 Backblech mit Backpapier belegen. Teig in 6 Stücke teilen, zu Kugeln rollen und zu Scheiben mit ca. 12 cm Durchmesser ausdrücken. Teigränder von den Seiten zur Mitte einschlagen. Teigstücke mit der Verschlussseite nach unten auf Backblech setzen, mit Wasser bestreichen, mit Mehl bestreuen und 10–15 Min. ruhen lassen.
5 Im vorgeheizten Backofen (250 °C mittlere Schiene) ca. 10 Min. anbacken. Hitze auf 180 °C reduzieren und ca. 15 Min. fertig backen.

Zubereitungszeit: 45 Minuten (+ 45 Minuten Ruhezeit)

Pikanter Schnittlauch-Dip

Für 6 Kraftprotze, die übrigen Portionen können gut im Gefrierfach eingefroren werden!

200 g	Hüttenkäse
1/2 Bd.	Schnittlauch
1/2 Bd.	Radieschen
1	kleine rote Zwiebel
1 EL	Senfkörner (am schönsten: hell und dunkel)
1	Knoblauchzehe

Senf, schwarzer Pfeffer, etwas Salz

1 Die Senfkörner in Salzwasser weich kochen (ca. 2 Min.). Anschließend abseihen, abschrecken und gut abtropfen lassen. Die Zwiebel kleinwürfelig schneiden.
2 Hüttenkäse durch ein Sieb streichen (wird dadurch cremiger), mit Zwiebel und Senfkörnern gut vermischen.
Die Masse mit Salz, Pfeffer, zerdrücktem Knoblauch und 1/2 TL Senf abschmecken.
3 Vor dem Anrichten den Schnittlauch fein schneiden und unter den Aufstrich mischen. Radieschen waschen, in Scheiben schneiden und den Aufstrich damit garnieren.

Zubereitungszeit: 15 Minuten

Mittags: Rohkost

Rohes Obst und Gemüse nach Wahl.

Zubereitungszeit: Je nach Sorte, ca. 10 Minuten

Abends: Der Turbogang

100 g	Eiweißdrink in 100 ml Magermilch eingerührt
500 mg	L-Carnitin
0,3 mg	Jod

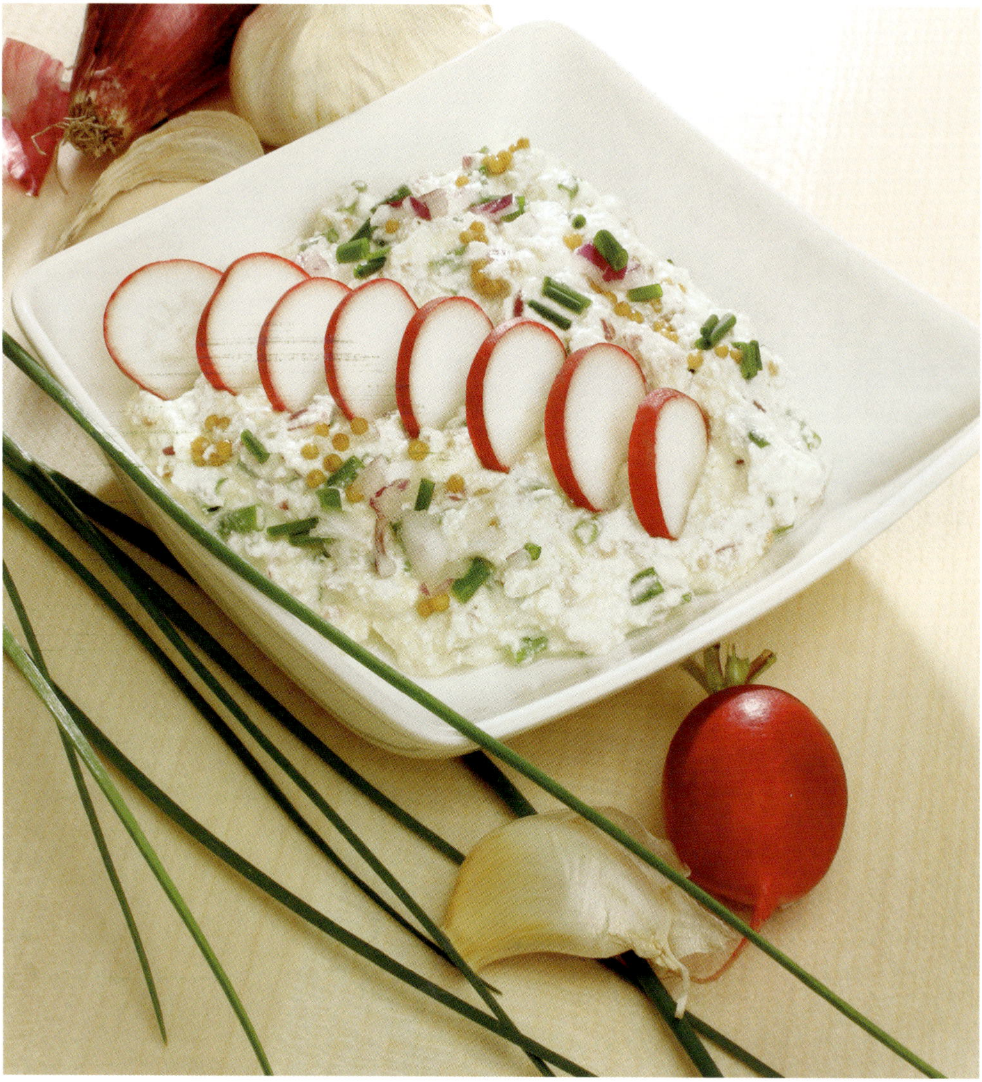

Frühstück: Obstjoghurt

1 Apfel, 1 Banane, klein geschnitten und in 1 Magermilch-Joghurt eingerührt.

Zubereitungszeit: 5 Minuten

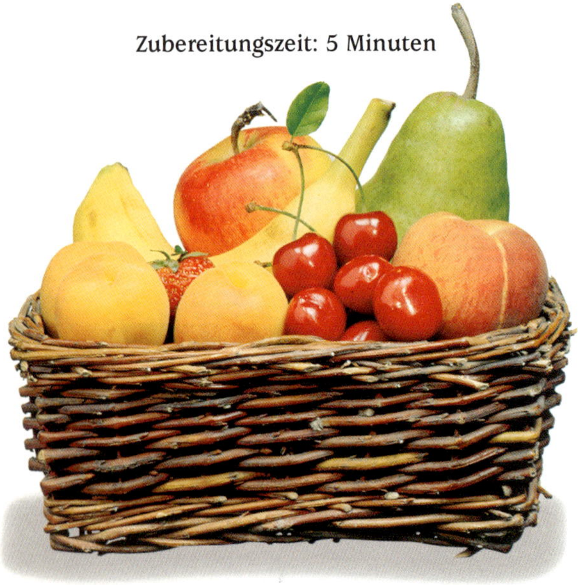

Mittags: Chicken Wings à la francaise

Achtung! Muss 6 Stunden kalt stehen!

3	Chicken Wings (Hühnerflügel)
1/2 TL	Koriandersamen
1/8 TL	Fenchelsamen
1	Knoblauchzehe, abgezogen
1 EL	Olivenöl

Zitronensaft, etwas Salz

1 Knoblauchzehe, Salz und Gewürze fein zerreiben. Zitronensaft und Olivenöl dazu rühren.

2 Die Flügelspitzen unter das Gelenk stecken, dann die Hühnerflügel nebeneinander flach in eine feuerfeste Form legen und sorgfältig mit der Marinade überziehen. Dann die Form mit Klarsichtfolie bedecken und die Hühnerflügel zum Marinieren für mindestens 6 Stunden in den Kühlschrank stellen. Die Flügel von Zeit zu Zeit wenden.

3 Gegen Ende der Marinierzeit den Backofen auf 200 °C vorheizen. Die Hühnerflügel in der Marinade wenden und die Form unbedeckt für 30 Min. in den Backofen schieben. Die Flügel umdrehen, nochmals 30 Min. backen, bis sie rundum goldbraun sind. Das Gericht heiß oder kalt servieren.

Joghurtsauce

100 g	Magerjoghurt
1/4	Salatgurke
1	Knoblauchzehe

Schwarzer Pfeffer, etwas Salz

Salatgurke in Würfel schneiden. Mit zerdrücktem Knoblauch in den Joghurt geben. Leicht salzen und pfeffern.

Zubereitungszeit: 30 Minuten (+ 1 Std. Garzeit + 6 Std. Marinierzeit)

Abends: Der Turbogang

100 g	Eiweißdrink in 100 ml Magermilch eingerührt
500 mg	L-Carnitin
0,3 mg	Jod

Dienstag

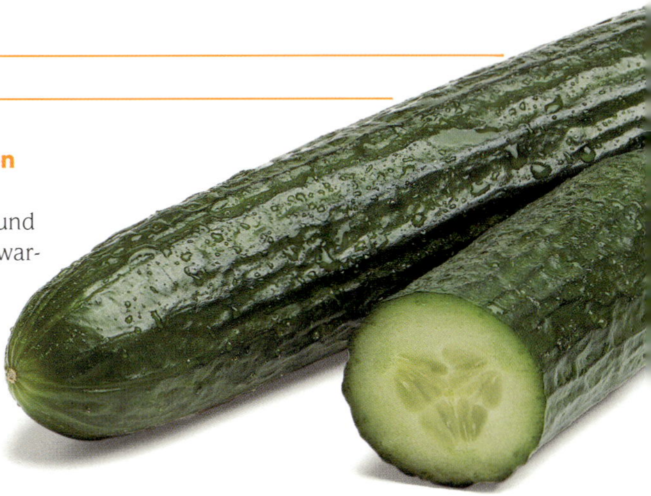

Frühstück: Herzhaftes Brötchen

1 Vollkornbrötchen mit Hüttenkäse und einer aufgeschnittenen Tomate. Schwarzer Pfeffer, etwas Salz.

Zubereitungszeit: 5 Minuten

Mittags: Sautierte Gurken mit Eichblattsalat und Dill

2	kleine (ca. 400 g) Schmorgurken, geschält, entkernt und in 1/2 cm dicke Stücke geschnitten
2	Blätter Eisbergsalat, in große Stücke zerpflückt
10 g	Butter
1	Schalotte, feingehackt
2 EL	gehackter frischer Dill
1/2 EL	Sahne

Schwarzer Pfeffer, etwas Salz

1 In einer großen, schweren Pfanne die Butter bei mittelhoher Temperatur zerlassen.
2 Die Schalotten hinzufügen und unter ständigem Rühren etwa 1 Min. sautieren, bis sie glasig sind.
3 Die Gurken dazugeben, mit Salz und schwarzem Pfeffer bestreuen und etwa 3 Min. sautieren, bis sie beginnen, weich zu werden.
4 Salat und Dill dazugeben und etwa 1 Min. garen, bis der Salat zusammenfällt.
5 Die Sahne dazu gießen und etwa 1 Min. erhitzen. In eine vorgewärmte Schüssel geben, mit schwarzem Pfeffer bestreuen und sofort servieren.

Senf-Dressing

1 TL	Senf
1 MSp	Paprikapulver (edelsüß)
1 EL	feine Schnittlauchröllchen
125 g	Magerjoghurt, abgetropft

Zubereitungszeit: 20 Minuten

Abends: Der Turbogang

100 g	Eiweißdrink in 100 ml Magermilch eingerührt
500 mg	L-Carnitin
0,3 mg	Jod

Mittwoch

Frühstück: Rohkost

Rohes Obst und Gemüse nach den Ampelfarben gemischt.

Zubereitungszeit: Je nach Sorte ca. 10 Minuten

Mittags: Petersilien-Kichererbsen-Bratlinge mit Joghurtsauce

50 g	getrocknete Kichererbsen
1	kleine Stange Porree, geputzt, gesäubert und gehackt
1	Eiweiß
60 g	Blätter von römischem Salat, in feine Streifen geschnitten
20 g	Petersilienblätter
2	Frühlingszwiebeln, geputzt und gehackt
2 EL	frische oder 1/2 EL getrocknete Minze
1	kleine Knoblauchzehe, gehackt
1 MSp	gemahlener Kreuzkümmel
1 MSp	gemahlener Koriander
1 EL	Olivenöl
125 g	Magerjoghurt
Zitronensaft	

1 Die Erbsen in einen Topf geben und so viel Wasser hinzu gießen, dass sie bedeckt sind. Das Wasser zum Kochen bringen und den Topf von der Kochstelle nehmen. Die Erbsen zum Einweichen für mindestens 1 Stunde beiseite stellen.
2 Das Wasser nun erneut zum Kochen bringen, dann die Hitze reduzieren und das Wasser etwa 1 Stunde simmern lassen, bis die Erbsen weich sind. (Man kann die Erbsen auch über Nacht in kaltem Wasser einweichen und anschließend 70–90 Min. kochen, bis sie weich sind.)
3 Die Erbsen in einem Sieb abtropfen lassen, dann zusammen mit Petersilie, Frühlingszwiebeln, Minze, Porree, Knoblauch, Kreuzkümmel, Koriander, Eiweiß und der Hälfte des Zitronensaftes in der Küchenmaschine oder im Mixer 3–4 Min. pürieren, bis eine glatte Paste entsteht. 6 Walnuss große Bällchen formen und jedes mit dem Handballen flach drücken.
4 Die Salatstreifen in eine Servierschüssel geben. 1 EL Olivenöl in eine große, schwere Pfanne gießen, mit einem Backpinsel gleichmäßig verstreichen und dann erhitzen. Die Hälfte der Bratlinge darin auf jeder Seite 2 Min. braten und auf dem Salatbett anrichten. Anschließend mit der anderen Hälfte genauso verfahren.
5 Den Joghurt mit dem restlichen Zitronensaft mischen und etwas von dieser Sauce über jeden Bratling geben, den Rest in einer Sauciere servieren.

Zubereitungszeit: 30 Minuten (+ 2 Std. Kochzeit)

Abends: Der Turbogang

100 g	Eiweißdrink in 100 ml Magermilch eingerührt
500 mg	L-Carnitin
0,3 mg	Jod

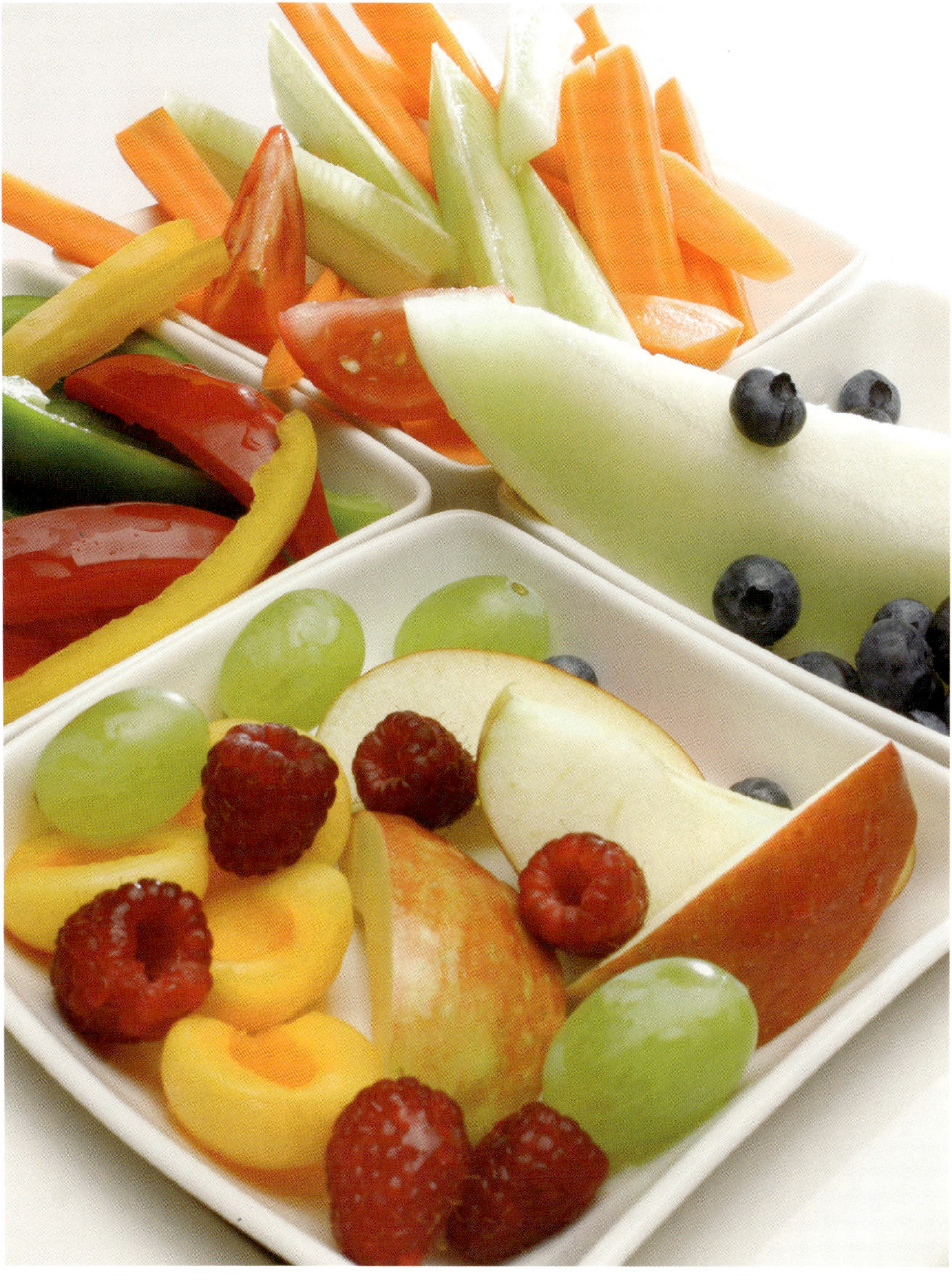

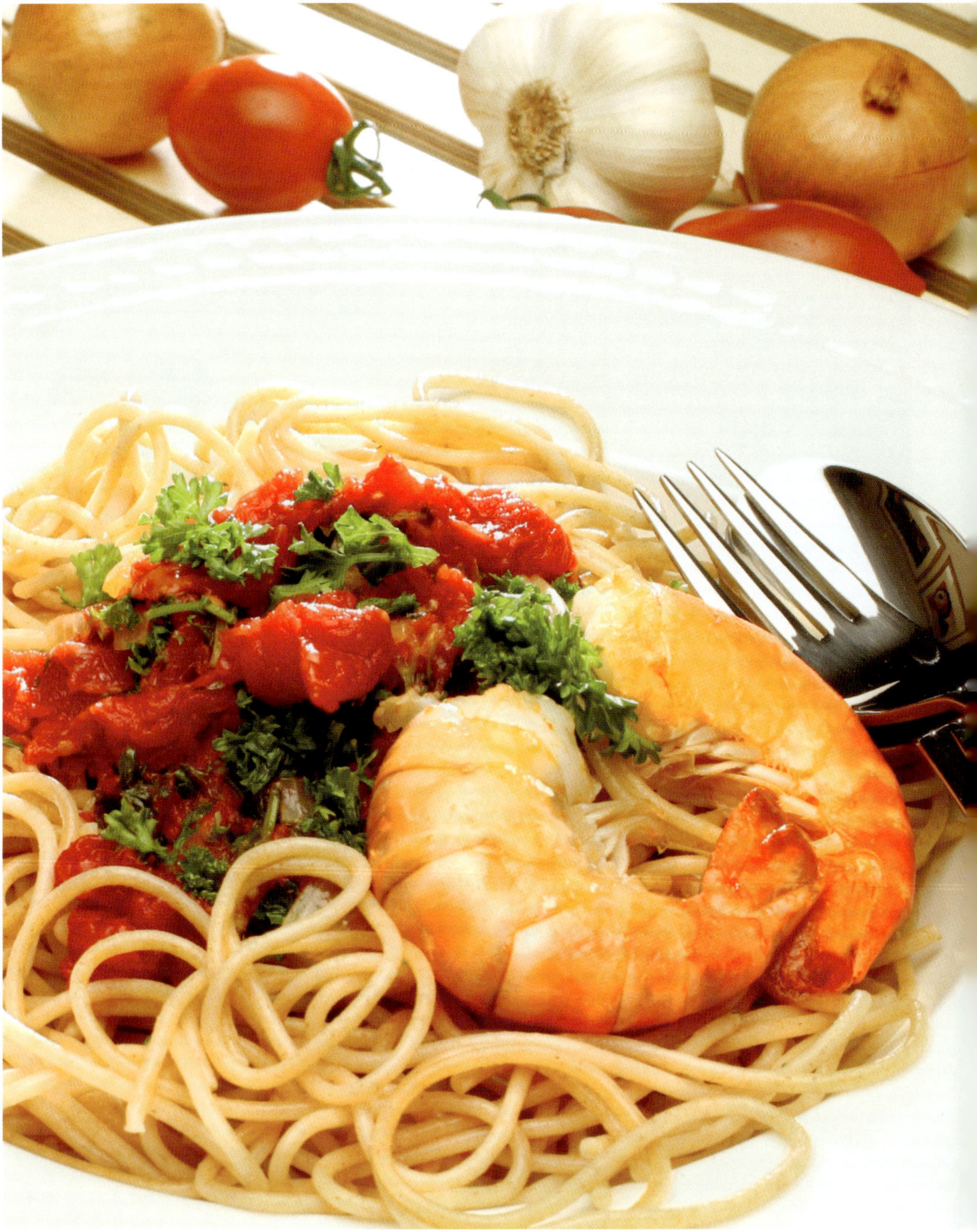

Donnerstag

Frühstück: Kraftprotze mit Powerdip

Powerdip

60 g Hüttenkäse
1 mittelgroße, milde Zwiebel (Schalotten)
1 Knoblauchzehe
Kräuter nach Wahl (Petersilie, Schnittlauch, Dill, Basilikum)
Zitronensaft, schwarzer Pfeffer, etwas Salz

1 2 Kraftprotze auftauen.
2 Hüttenkäse mit Salz, Pfeffer und einigen Tropfen Zitronensaft gut verrühren. Die fein geschnittenen Kräuter unterrühren und den Aufstrich ca. 10 Min. ziehen lassen. Aufstrich zum Schluss mit Schnittlauch bestreuen.

Zubereitungszeit: 15 Minuten

Mittags: Vollkorn-Spaghetti all arrabiata mit Garnelensauce

In diesem Rezept werden die Garnelen ungeschält gegart, damit sie ihr volles Aroma an die Tomatensauce abgeben, die Schalen werden erst bei Tisch entfernt.

200 g frische Eiertomaten, abgezogen, entkernt und gehackt *oder* 200 g Tomaten aus der Dose
150 g ungeschälte Garnelen
100 g Vollkornspaghetti
1 EL gehackte Petersilie
1 kleine Zwiebel
2 kleine Knoblauchzehen, zerdrückt
1 EL Olivenöl
Cayennepfeffer, etwas Salz

1 Öl in einer großen Pfanne erhitzen und die gehackte Zwiebel in etwa 5 Min. glasig dünsten. Gehackte Tomaten und 1 bis 2 EL Wasser hinzufügen und die Mischung bei schwacher Hitze 15 Min. simmern lassen.
2 Garnelen dazugeben und 5 Min. garen, dann mit Knoblauch, Salz und Cayenne würzen. Gehackte Petersilie hineinrühren, die Sauce gut vermischen und warm halten, während die Nudeln gekocht werden.
3 In einem großen Topf mit etwa 4 l Wasser die Spaghetti kochen und abtropfen lassen. Dann auf eine vorgewärmte Platte geben, die Garnelensauce darunter mischen und das Gericht heiß servieren.

Zubereitungszeit: 30 Minuten

Abends: Der Turbogang

100 g Eiweißdrink in 100 ml Magermilch eingerührt
500 mg L-Carnitin
0,3 mg Jod

Freitag

Frühstück

Rohes Obst und Gemüse nach Ampelfarben gemischt

Zubereitungszeit: Je nach Sorte ca. 10 Minuten

Mittags: Lachs-Tatar

Wichtig! Da der Lachs in diesem Rezept nicht gegart wird, sollte nur ganz frische Ware (Fischhändler Ihres Vertrauens!) verwendet werden.

100 g	Lachsfilet, enthäutet und fein gehackt
3 EL	saure Sahne
1	dünne Scheibe Vollkornbrot, getoastet, die Rinde entfernt, in Dreiecke geschnitten
1	Frühlingszwiebel, in Scheiben geschnitten

Zitronensaft, schwarzer Pfeffer, etwas Salz

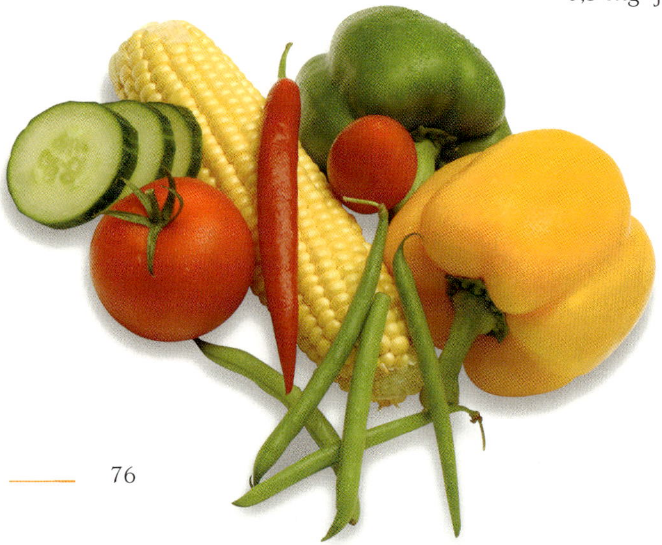

1 In einer Schüssel gehackten Lachs gründlich mit dem schwarzen Pfeffer vermischen und die Frühlingszwiebel untermengen. Die Mischung zum Durchziehen für 1 Stunde in den Kühlschrank stellen.
2 Während der Fisch kühlt, Zitronensaft – bis auf eine kleine Menge – in den Sauerrahm rühren und diesen ebenfalls in den Kühlschrank stellen.
3 Vor dem Servieren das Lachs-Tatar auf gekühlten Teller verteilen. Die Portion zu einem Klops formen und in der Mitte eine Mulde machen. In die Vertiefungen die Sahnemischung geben. Das Tatar zusammen mit Vollkorntoast servieren.

Zubereitungszeit: 15 Minuten (+ 1 Stunde Kühlzeit)

Abends: Der Turbogang

100 g	Eiweißdrink in 100 ml Magermilch eingerührt
500 mg	L-Carnitin
0,3 mg	Jod

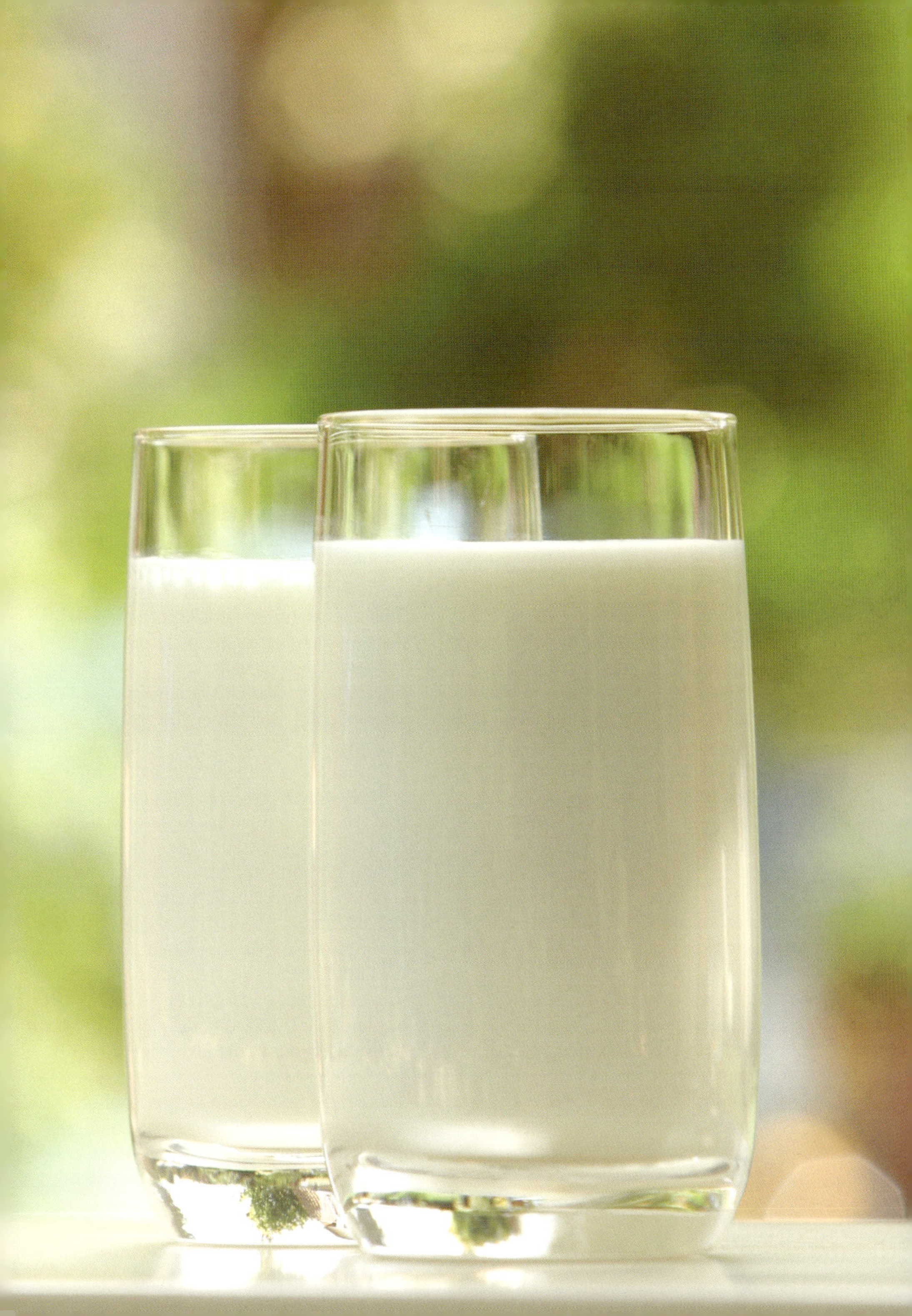

Frühstück: Caribbean dream

1 kleine Honigmelone (Cantaloup)
20 g blaue Weintrauben
1 Orange
100 g Magermilch-Joghurt
1 EL Vollkorn-Haferflocken
Süßstoff

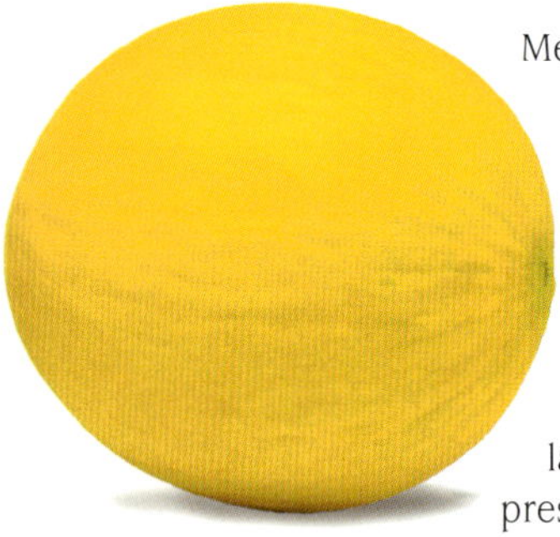

Melone halbieren. Kerne mit einem Löffel entfernen. Fruchtfleisch mit einem Kugelausstecher ausstechen. Trauben waschen, danach abtropfen lassen. Orange auspressen. Saft mit etwas Süßstoff abschmecken. Saft, Melonenkugeln und Trauben mischen und in die ausgehöhlten Melonenhälften füllen. Joghurt verrühren, über die Früchte gießen. Vollkorn-Haferflocken darüber streuen und genießen.

Zubereitungszeit: 20 Minuten

Mittags: Gemüse Allerlei Alexis Sorbas

1 große Tomate, abgezogen, entkernt, gehackt
1 junge Artischocken (etwa 20 g), geputzt und halbiert
1 Stangen Sellerie, in Scheiben geschnitten
1 kleine Fenchelknolle, in dünne Scheiben geschnitten
1 dünne Stange Porree, geputzt und in etwa 1 cm dicke Scheiben geschnitten
100 g Egerlinge oder kleine Champignons, geputzt, gewaschen, die Stielenden entfernt, halbiert
1 kleines Lorbeerblatt
2 kleine Zwiebeln
1/2 EL gehackte Fenchelblätter
1 EL Olivenöl
Zitronensaft, schwarzer Pfeffer, etwas Salz

1 In einem großen Topf gehackte Tomate, Artischockenhälften und Zitronensaft erhitzen und unter häufigem Rühren zum Kochen bringen. Zum Zubereiten junger Artischocken entfernt man übrigens einfach harte Außenblätter und schneidet die Spitze ab.
2 Gemüse bei starker Hitze noch etwa 10 Min. garen und dabei gelegentlich umrühren.
3 Den in Scheiben geschnittenen Bleichsellerie und Fenchel, die Porreeringe und das Lorbeerblatt zu Tomaten und Artischocken geben und unter gelegentlichem Rühren unbedeckt etwa 20 Min. simmern lassen, bis die Gemüse fast weich sind.
4 In der Zwischenzeit in einem kleinen Topf die Zwiebeln im Öl etwa 20 Min. sautieren, bis sie weich und gut gebräunt sind. Die Pfanne dabei häufig schwenken, damit die Zwiebeln nicht am Boden ansetzen.
5 Wenn die Gemüse im großen Topf beinahe gar sind, die Pilzhälften hinzufügen und den Topfinhalt noch einmal 10 Min. simmern lassen. Den Topf von der Koch-

stelle nehmen und Salz, etwas Pfeffer sowie Zwiebeln untermischen. Die Mischung zum Abkühlen für etwa 2 Stunden beiseite stellen. Das Lorbeerblatt entfernen. Zum Servieren das Gericht in eine große Schüssel füllen und die gehackten Fenchelblätter darüber streuen.

Zubereitungszeit: 1 Stunde (+ 2 Stunden Abkühlzeit)

Abends: Der Turbogang

100 g	Eiweißdrink in 100 ml Magermilch eingerührt
500 mg	L-Carnitin
0,3 mg	Jod

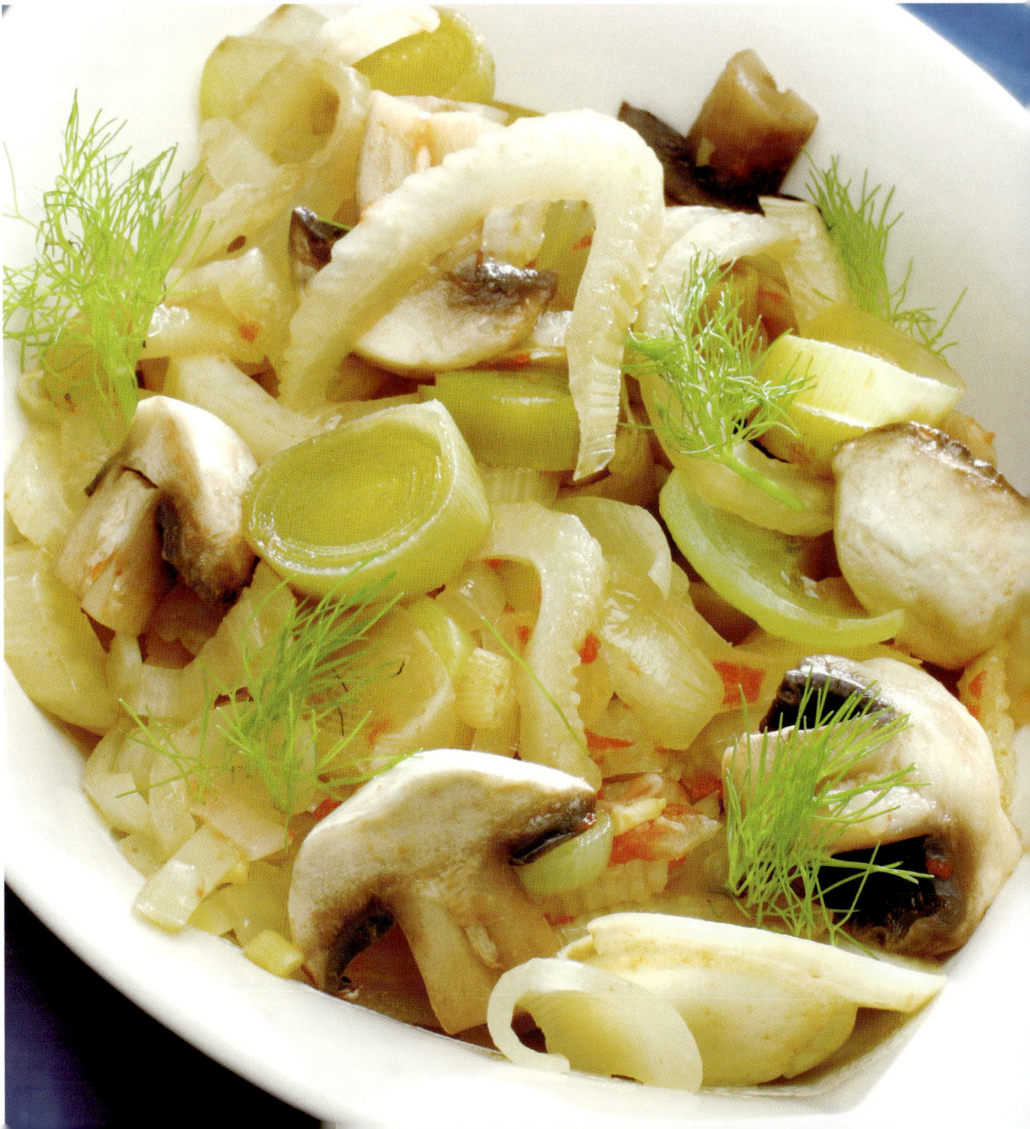

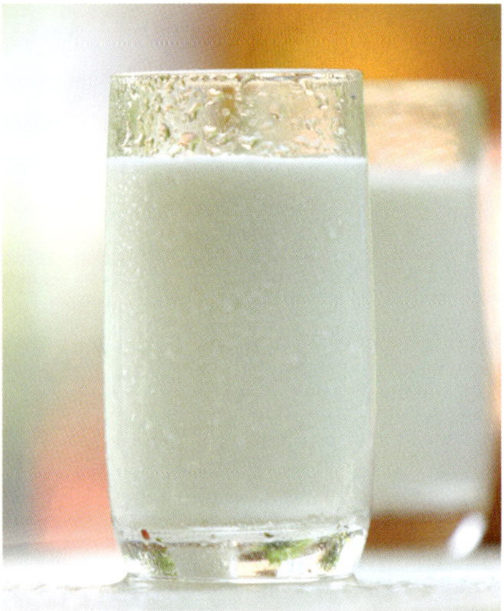

Frühstück: Kraftprotze mit Schnittlauchdip

Einfach 2 Kraftprotze auftauen. Dazu die Hälfte des Schnittlauchdips vom vergangenen Sonntag auftauen.

Zubereitungszeit: 5 Minuten

Mittags: Coole Bohnen

100 g	grüne Bohnen, geputzt
1	Tomate, in Spalten geschnitten
30 g	fettarmer Joghurt
1 TL	Senf
1 EL	gehackte, frische Minze
1	kleine Knoblauchzehe, sehr fein gehackt
1/2 TL	Zucker

Zitronensaft, schwarzer Pfeffer, etwas Salz

1 In einen großen Topf mit Dämpfeinsatz 2,5 cm hoch Wasser füllen und zum Kochen bringen. Die Bohnen in den Einsatz geben und im fest verschlossenen Topf etwa 6 Min. dämpfen, bis sie weich sind.

2 Bohnen herausnehmen und unter fließendem kalten Wasser abschrecken, damit ihre Farbe erhalten bleibt.
Die Bohnen gut abkühlen und abtropfen lassen und in eine Schüssel geben.
Mit Salz bestreuen und schwenken.

3 In einer zweiten Schüssel Senf und Zitronensaft zu einer glatten Paste verrühren. Minze, Knoblauch, Zucker, Pfeffer und Joghurt hinzufügen und gut mischen. Die Bohnen dazugeben und schwenken, bis sie gleichmäßig von der Mischung überzogen sind.

4 Für mindestens 30 Min. in den Kühlschrank stellen. Kurz vor dem Servieren mit den Tomatenspalten garnieren.

Zubereitungszeit: 25 Minuten (+ 30 Minuten Kühlzeit)

Abends: Der Turbogang

100 g	Eiweißdrink in 100 ml Magermilch eingerührt
500 mg	L-Carnitin
0,3 mg	Jod

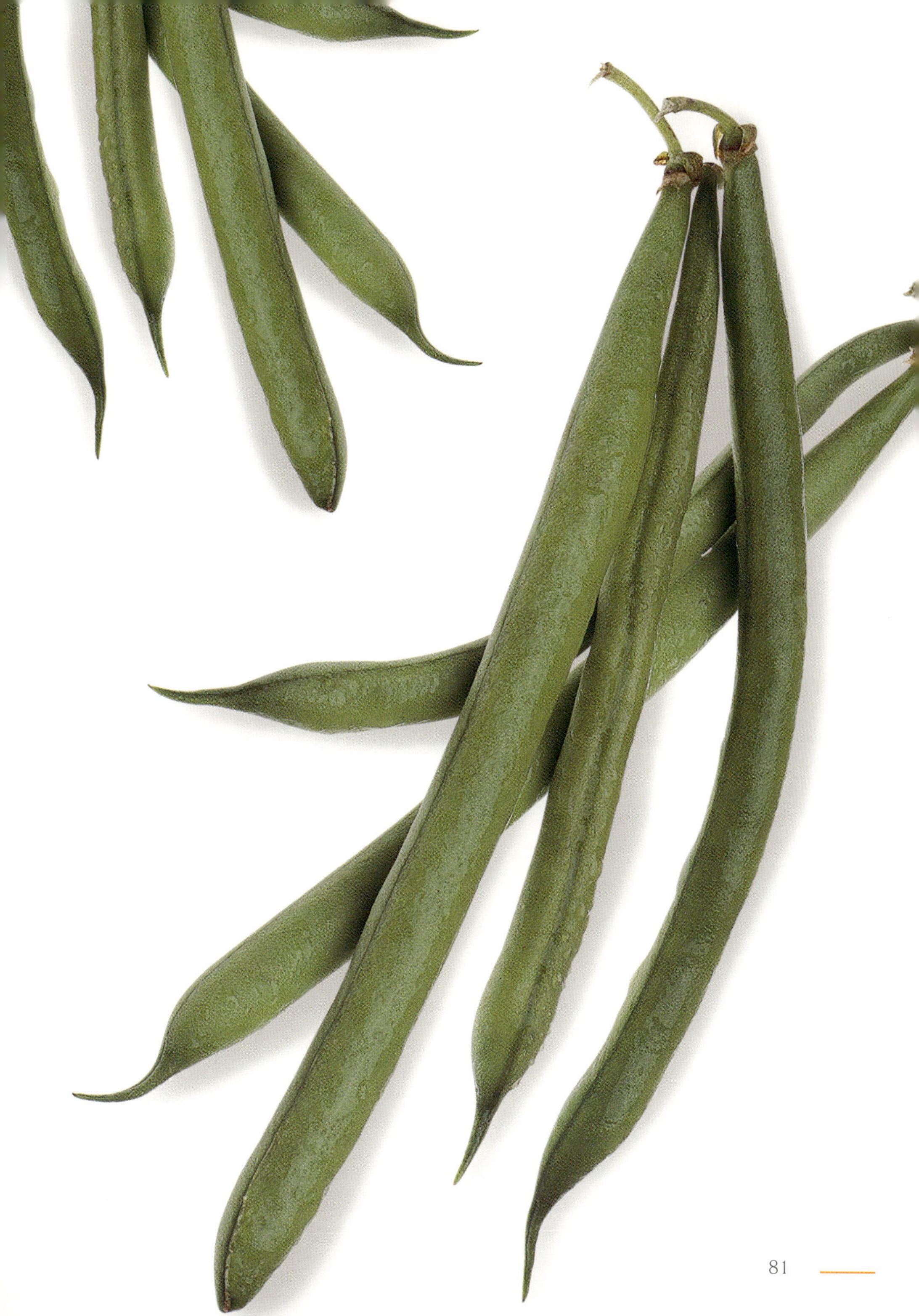

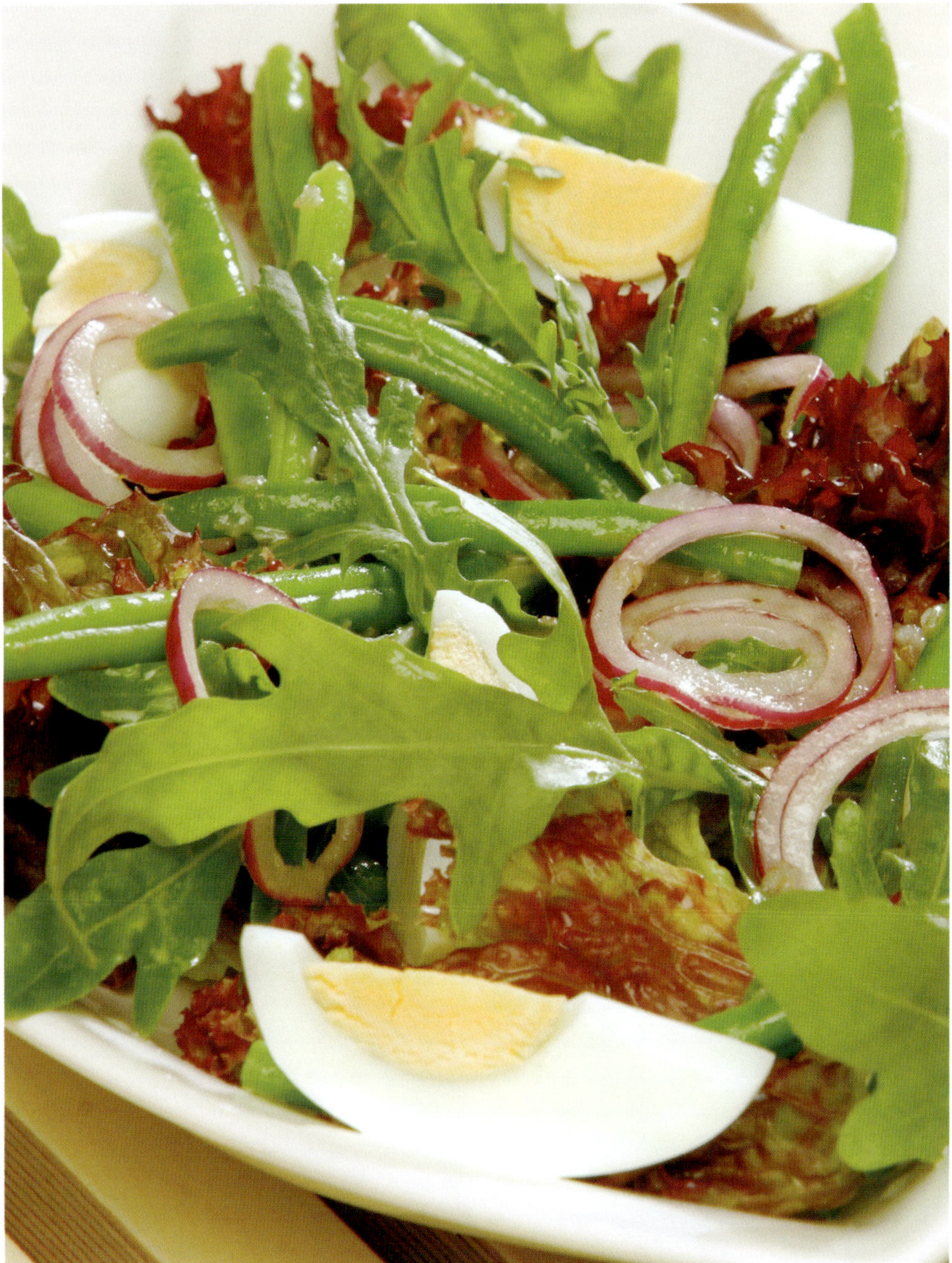

Montag

Frühstück: Vollkornbrot mit Magerquark

1 Scheibe Vollkornbrot mit Magerquark bestreichen. Mit Apfel belegen, etwas Zimt und Zucker darüber geben.

Zubereitungszeit: 5 Minuten

Mittag: Bunter Salat mit Ei und grünen Bohnen

30 g	grüne Bohnen, geputzt, 3 Min. in kochendem Wasser blanchiert
1	Ei, hart gekocht, in sechs Spalten geschnitten
3	schwarze Oliven
1/2	Kopf Lollo rosso, gewaschen und trockengetupft, die Blätter zerzupft
20 g	Rauke, gewaschen und trocken getupft
1	kleine rote Zwiebel, in dünne Ringe geschnitten
2	Stängel Basilikum

Vinaigrette

1/2 EL Essig
1/2 EL Olivenöl
1 kleine Knoblauchzehe, zerdrückt
Schwarzer Pfeffer, etwas Salz

1 Zunächst die Vinaigrette zubereiten. Den zerdrückten Knoblauch, Salz und Pfeffer in eine große Salatschüssel geben und mit einem Stößel zu einer Paste zerreiben. Den Essig hinzufügen und mit dem Stößel rühren, bis sich das Salz aufgelöst hat. Dann das Olivenöl dazu gießen und gut vermischen. Die Zwiebelscheiben in die Vinaigrette geben und rühren, bis sie rundum überzogen sind.

2 Ein Salatbesteck gekreuzt auf den Boden der Salatschüssel legen, um Blätter und Dressing getrennt zu halten. Einige große Blätter auf das Besteck legen, dann den restlichen Salat bzw. Rauke in die Schüssel füllen.
Der Salat berührt so das Dressing nicht und fällt daher nicht vor dem Servieren zusammen.

3 Auf den Salatblättern dann die grünen Bohnen, das hart gekochte Ei, Oliven und Basilikum verteilen. Kurz vor dem Servieren das Besteck unter dem Salat hervorziehen und nochmals mischen.

Zubereitungszeit: 30 Minuten

Abends: Der Turbogang

100 g	Eiweißdrink in 100 ml Magermilch eingerührt
500 mg	L-Carnitin
0,3 mg	Jod

Dienstag

Frühstück: Der Fitmacher

20 g Vollkorn-Haferflocken
2 EL Magerjoghurt
5 EL fettarme Milch
1/2 Apfel
Zitronensaft

Vollkorn-Haferflocken in Milch und Zitronensaft einweichen. Apfel schälen, entkernen und in kleine Stücke schneiden. Unter das Getreide mischen.

Zubereitungszeit: 10 Minuten

Mittags: Chicken Rolls mit Petersiliensauce

2 Hühnerbrustfilets ohne Haut
1 größere Kartoffel
4 kleine Karotten
20 g Blattspinat
1 kleine Zwiebel
1/2 EL Olivenöl
Zitronensaft, schwarzer Pfeffer, etwas Salz

1 Spinat kurz kochen, abschrecken, ausdrücken.
2 Zwiebel klein schneiden und in 1/2 EL Olivenöl anschwitzen, Spinat zugeben, mischen, salzen, pfeffern.
3 Hühnerbrüste einschneiden, aufklappen, flach klopfen. Mit Spinat und je zwei Karotten belegen, einrollen, salzen, pfeffern.
4 Roulade an den unteren Rand einer gebutterten Alufolie (ca. 25 x 20 cm) setzen, einrollen, Folienenden zusammendrücken. Im vorgeheizten Ofen (180 °C, mittlere Schiene), 20–25 Min. garen. Auswickeln, ruhen lassen, vor dem Anrichten in Scheiben schneiden.
5 Dazu 1 größere Kartoffel.

Petersiliensauce

1 Bd Petersilie
1/2 EL Maizena
50 g Magermilch-Joghurt
schwarzer Pfeffer, etwas Salz

1 Petersilienblätter abzupfen, 2 Min. in Salzwasser kochen, abschrecken, ausdrücken.
2 60 ml Wasser aufkochen. 1/2 EL Maizena in kaltem Wasser glatt rühren, dazugeben. 1 Min. köcheln. Petersilie und Joghurt dazugeben, aufschlagen, salzen, pfeffern.

Zubereitungszeit: 75 Minuten

Abends: Der Turbogang

100 g Eiweißdrink in 100 ml Magermilch eingerührt
500 mg L-Carnitin
0,3 mg Jod

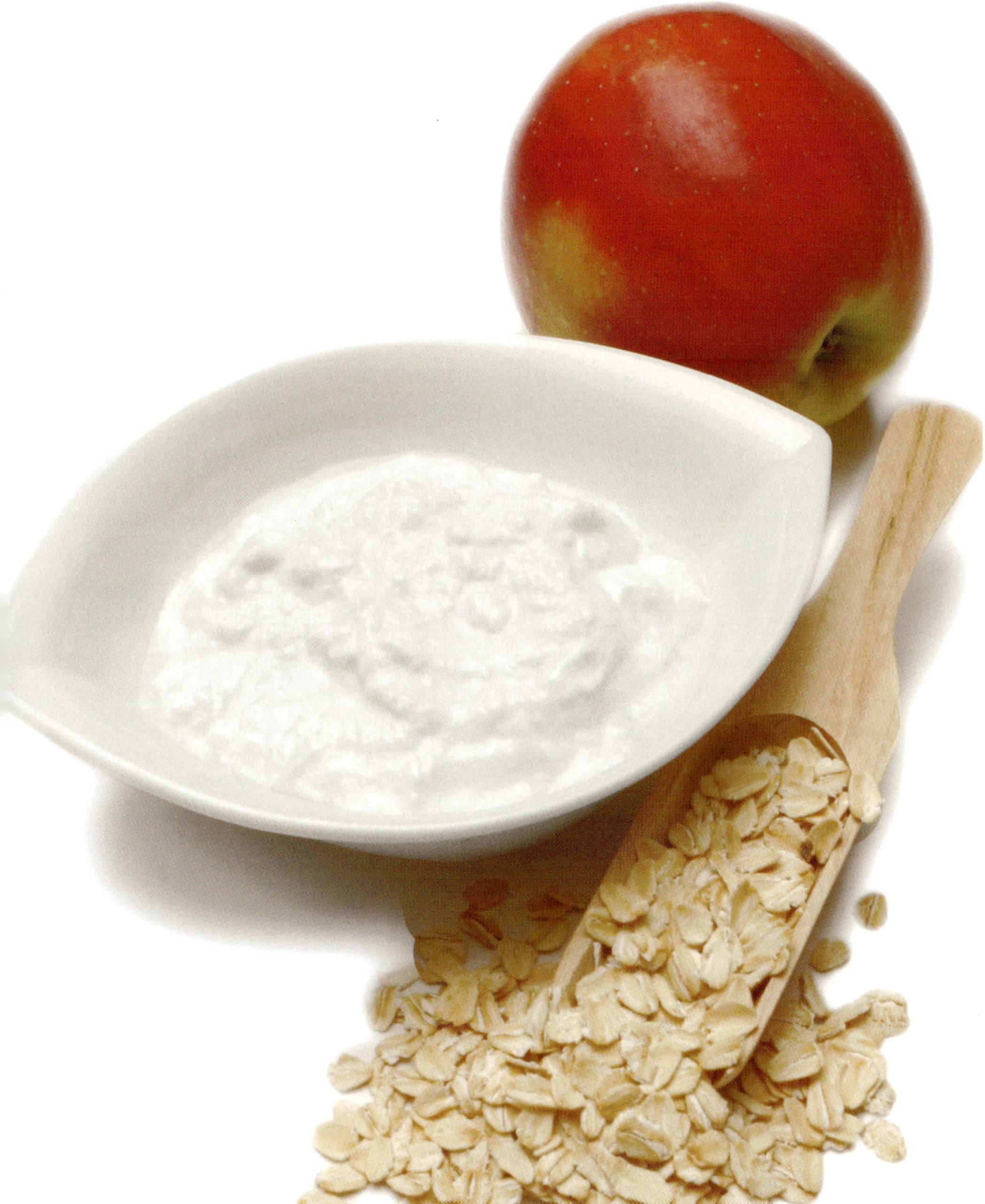

Mittwoch

Frühstück: Vollkorn-Haferflocken mit Obst

50 g Vollkorn-Haferflocken und 1 Apfel in 150 g Magerjoghurt eingerührt.

Zubereitungszeit: 5 Minuten

Mittags: Gebackene Tomaten mit Roggenbrotwürfeln

2	Tomaten, abgezogen und entkernt, grob gehackt
1 EL	Olivenöl
40 g	Roggenbrot, in etwa 1,5 cm große Würfel geschnitten
1	kleine Zwiebel, fein gehackt
1	Stange Bleichsellerie, fein gehackt
1	Knoblauchzehe, fein gehackt
1 EL	gehacktes frisches oder getrocknetes Basilikum
1 TL	gehackte Petersilie
1 TL	brauner Zucker

Schwarzer Pfeffer, etwas Salz

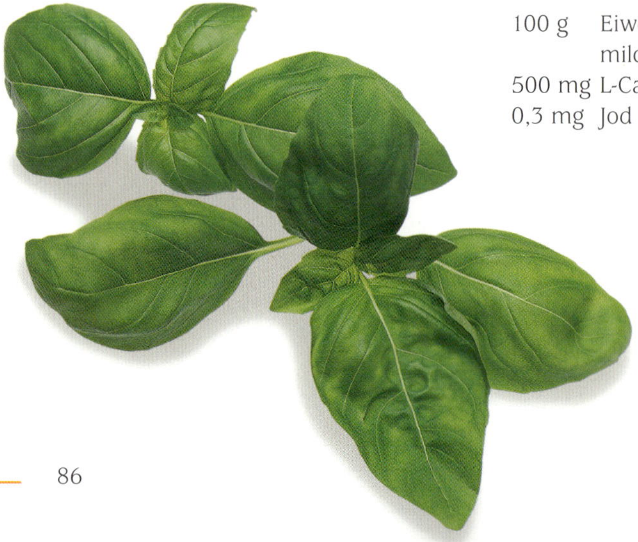

1 In einer großen, schweren Pfanne das Öl bei mittelerer Temperatur erhitzen. Fein gehackte Zwiebel, Bleichsellerie, Knoblauch, 1/2 EL Basilikum, Salz, Pfeffer hineingeben. Die Mischung unter gelegentlichem Rühren etwa 4 Min. dünsten, bis der Bleichsellerie weich ist.
2 Die Tomaten untermischen und unter gelegentlichem Rühren etwa 5 Min. garen, bis sie weich sind.
3 Dann den braunen Zucker und die Brotwürfel unterrühren.
4 Die Mischung in eine flache Auflaufform geben und 35–40 Min. im Ofen backen, bis die Oberfläche trocken ist.
5 Vor dem Servieren mit dem restlichen frischen Basilikum oder, bei Verwendung von getrocknetem Basilikum, mit 1 TL gehackter Petersilie bestreuen.

Zubereitungszeit: 50 Minuten

Abends: Der Turbogang

100 g	Eiweißdrink in 100 ml Magermilch eingerührt
500 mg	L-Carnitin
0,3 mg	Jod

Donnerstag

Frühstück: Der Fitmacher

20 g Vollkorn-Haferflocken
5 EL Fettarme Milch
½ Apfel
2 EL Magerjoghurt
Zitronensaft

Vollkorn-Haferflocken in Milch und Zitronensaft kurz einweichen. Apfel schälen, entkernen und in kleine Stücke schneiden. Unter das Getreide mischen.

Zubereitungszeit: 10 Minuten

Mittags: Schnittkohl mit geräucherter Pute

50 g	geräuchertes Putenfleisch, in feine Streifen geschnitten
30 g	Schnittkohl, Stiele und Mittelrippen entfernt, die Blätter grob gehackt
1 EL	Olivenöl
½	Apfel, geschält, Kerngehäuse entfernt, gerieben
1	kleine Zwiebel, in dünne Scheiben geschnitten
100 ml	ungesalzene Hühner- oder Gemüsebrühe

Schwarzer Pfeffer, etwas Salz

1 Das Öl in einer großen, schweren Pfanne bei mittlerer Temperatur erhitzen. Die Zwiebel hineingeben und eine weitere Minute sautieren. Die Brühe dazu gießen und 5–10 Min. simmern lassen, bis der Kohl weich ist.

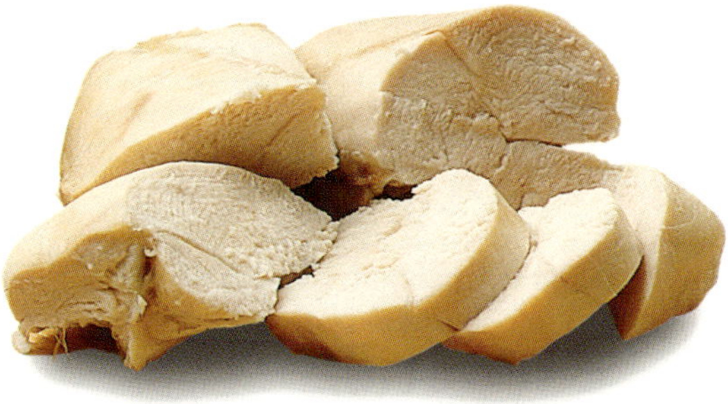

2 Das Putenfleisch unterrühren und 5 Min. garen. Die Mischung in eine Schüssel geben und sofort servieren. Schnittkohl kann auch durch Mangold ersetzt werden.

Zubereitungszeit: 30 Minuten

Abends: Der Turbogang

100 g	Eiweißdrink in 100 ml Magermilch eingerührt
500 mg	L-Carnitin
0,3 mg	Jod

Freitag

Frühstück: Fruchtquark

150–200 g Magerquark mit Mineralwasser schaumig schlagen. Dazu Obst nach Wahl. Mit Süßstoff süßen.

Zubereitungszeit: Je nach Sorte ca. 10 Minuten

Mittags: Champignons mit Miesmuscheln

8	Miesmuscheln, unter fließendem Wasser abgebürstet, die Bärte entfernt
3	große Champignons, geputzt, gewaschen, die Stiele fein gehackt, die Hüte ganz gelassen
½ EL	fein gehackte Schalotten
10 g	Butter, in kleine Würfel geschnitten
1 EL	zerpflückte Basilikumblätter
4	Blätter Basilikum

Zitronensaft, schwarzer Pfeffer, etwas Salz

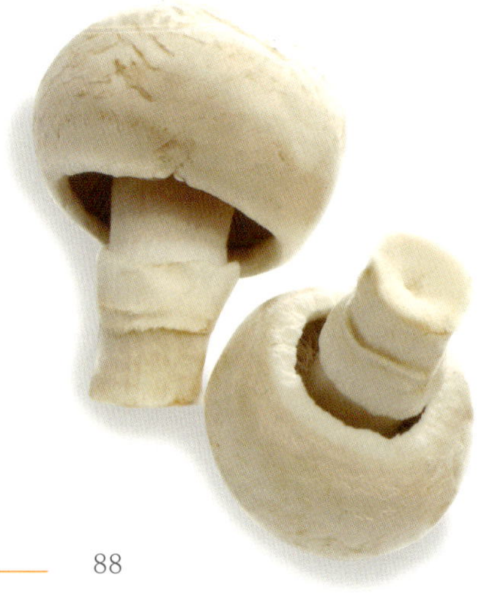

1 Die Champignonköpfe mit der gewölbten Seite nach oben auf ein Stück Pergamentpapier legen und in einem Dämpfeinsatz über einen Topf mit kochendem Wasser setzen. Den Deckel auflegen und die Pilze 5 Min. dämpfen. Den Topf von der Kochstelle nehmen und die Champignons warm halten.
2 Die gehackten Champignonstiele und die Schalottenstücke in einen kleinen Topf geben, den Zitronensaft dazugießen und das Ganze 3–4 Min. leise simmern lassen, bis Pilze und Schalotten weich sind. Die Temperatur herauf schalten und die Garflüssigkeit auf die Hälfte einkochen.
3 Auf sehr schwache Hitze reduzieren und die Butter stückchenweise darunter rühren.
4 Die zerpflückten Basilikumblätter, die Muscheln (ohne Schalen) und etwas frisch gemahlenen schwarzen Pfeffer hinzufügen. Das Ganze bei sehr niedriger Temperatur warm halten.
5 2 Basilikumblätter auf Teller verteilen, die Champignonköpfe mit der Lamellenseite nach oben darauf setzen und mit der Muschel-Pilz-Mischung füllen. Das Ganze mit einem kleinen Basilikumblatt garnieren und heiß servieren.

Zubereitungszeit: 30 Minuten

Abends: Der Turbogang

100 g	Eiweißdrink in 100 ml Magermilch eingerührt
500 mg	L-Carnitin
0,3 mg	Jod

Die millionenfach bewährte Alternative: Die Markert-Diät

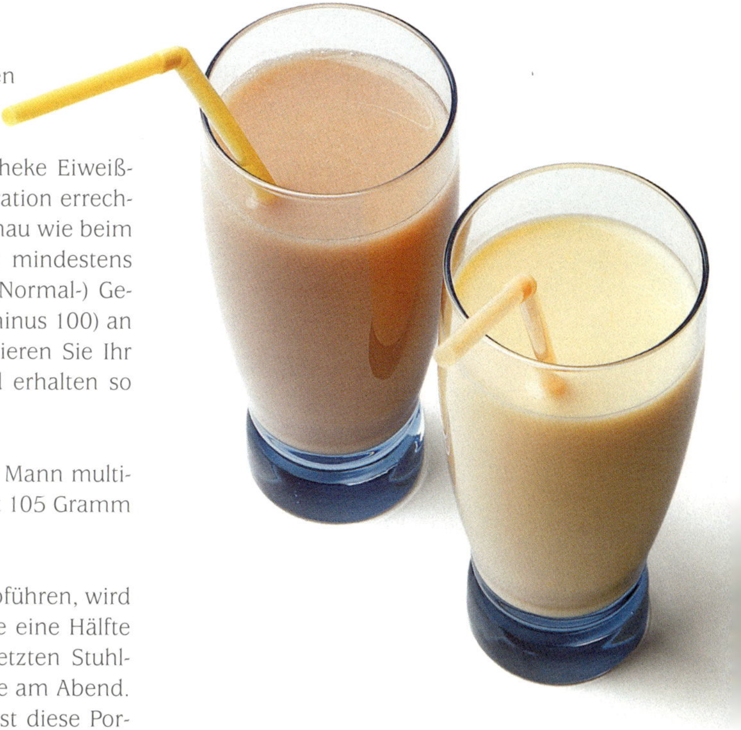

▶ Darm entleeren

Wie auf Seite 67 beschrieben

▶ Eiweißpulver

Sie haben sich in der Apotheke Eiweißpulver besorgt*. Ihre Tagesration errechnen Sie wie folgt: Da Sie genau wie beim normalen Essen jeden Tag mindestens 1 Gramm pro Kilogramm (Normal-) Gewicht (Körpergröße in cm minus 100) an Eiweiß benötigen, multiplizieren Sie Ihr Normalgewicht mit 1,5 und erhalten so ihre tägliche Ration.

Beispiel: ein 1,70 m großer Mann multipliziert 70 mit 1,5 und erhält 105 Gramm (siehe auch Tabelle 10)

Am ersten Tag, nach dem Abführen, wird diese Portion geteilt und die eine Hälfte ca. 2 Stunden nach dem letzten Stuhlgang genommen, die andere am Abend. Die darauf folgenden Tage ist diese Portion zu dritteln und morgens, mittags und jeweils abends in ca. 250 ml Magermilch (Calcium!) eingerührt zu nehmen.

Tipp: Wenn Sie es etwas cremiger oder shakiger mögen, besorgen Sie sich einen Schüttelbecher. Zur Geschmacksverbesserung können Sie ruhig 1–2 Esslöffel Ananas- oder Papayasaft zufügen, denn hier haben wir zwei der potentesten Fatburner von Mutter Natur. Und wenn Sie es süßer mögen, ruhig auch Süßstoff.

Tabelle 10: Tagesbedarf an Proteindrink

Normalgewicht (in Esslöffeln)	Tagesbedarf (in Gramm)	Proteindrink
50 kg	9	75
55 kg	9,5	80
60 kg	10,5	90
65 kg	12	100
70 kg	12,5	105
75 kg	13	110
80 kg	14	120
85 kg	15	130
90 kg	16,5	140
95 kg	17	145

* z. B. Multan®/Apotheke

Gemüsebrühe

Da bei der Markert-Diät die Doppelzündung des Turbo rasch und unmittelbar erfolgt und die Fettverbrennung ohne nennenswerte Eiweißverluste in Gang kommt, meldet der Körper einen vollkommen physiologischen Zustand des vermehrten Auftretens von sauren Stoffwechselprodukten (so genannte *Ketoazidose*), die aber ungefährlich ist,

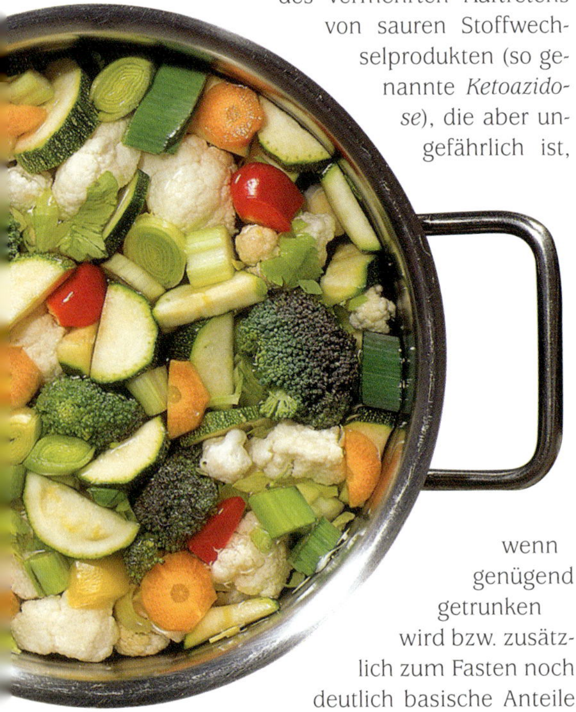

wenn genügend getrunken wird bzw. zusätzlich zum Fasten noch deutlich basische Anteile zugeführt werden. Die liefert am gesündesten unsere Gemüsebrühe.

Wenn Sie genügend Zeit und Muße haben, diese selbst herzustellen, dann versuchen Sie das Rezept auf Seite 67. Diese Brühe ist weit mehr als nur ein Nahrungsmittel während Ihrer Diät. Sie überlistet die Geschmacksnerven, die plötzlich arg darben müssen und sich schrecklich nach den sonst so reichlich auftretenden Kernigkeiten sehnen.

Der tägliche Turbogang

500 mg L-Carnitin
0,3 mg Jod

Die Diät beenden

Beim Beenden der Diät müssen Sie bei der Turbo-Version streng darauf achten, am letzten Tag den Darm wieder auf eine geregelte Tätigkeit vorzubereiten, sonst droht eine hartnäckige Verstopfung! Das geht am besten so:

Sie lösen 1 gehäuften Esslöffel Leinsamenschrot in etwas Wasser auf. Lassen das ca. 6 Stunden ziehen und trinken das noch vor dem Schlafengehen. Sie brauchen sich dann um das Ingangkommen Ihres Stuhlganges keinerlei Sorgen mehr zu machen.

Fastenbrechen sieht so aus:

Morgens: 1 Apfel Ihrer Wahl, den Sie vierteln und genüsslich und langsam verzehren. Sie haben Großes geleistet. Herzlichen Glückwunsch.

Zwischengericht: 150 g Magermilch-Joghurt

Mittags: 1 Teller Gemüsebrühe mit pürierten, festen Anteilen und 1 Scheibe Vollkornbrot.

Abends: Frisch- oder Hüttenkäse

Den nächsten und alle weiteren Tage können Sie weiterhin leicht aufbauen, indem Sie sich an die Vorgaben halten, die bei der Idealdiät gemacht worden sind.

Kombinieren Sie!

Nichts ist erfolgreicher als der Erfolg. Und da hierbei alles von der Motivation abhängt, lege ich Ihnen diese Version besonders ans Herz.

Sie fangen mit dem klassischen *„markern"* an.
Halten dieses entweder für eine oder für zwei Wochen durch, nehmen furios und jo-jo-frei ab und schwenken dann ganz elegant auf die neue Markert-Diät über, die Sie völlig problemlos, so lange Sie mögen und die Pfunde nur so purzeln, durchhalten können.

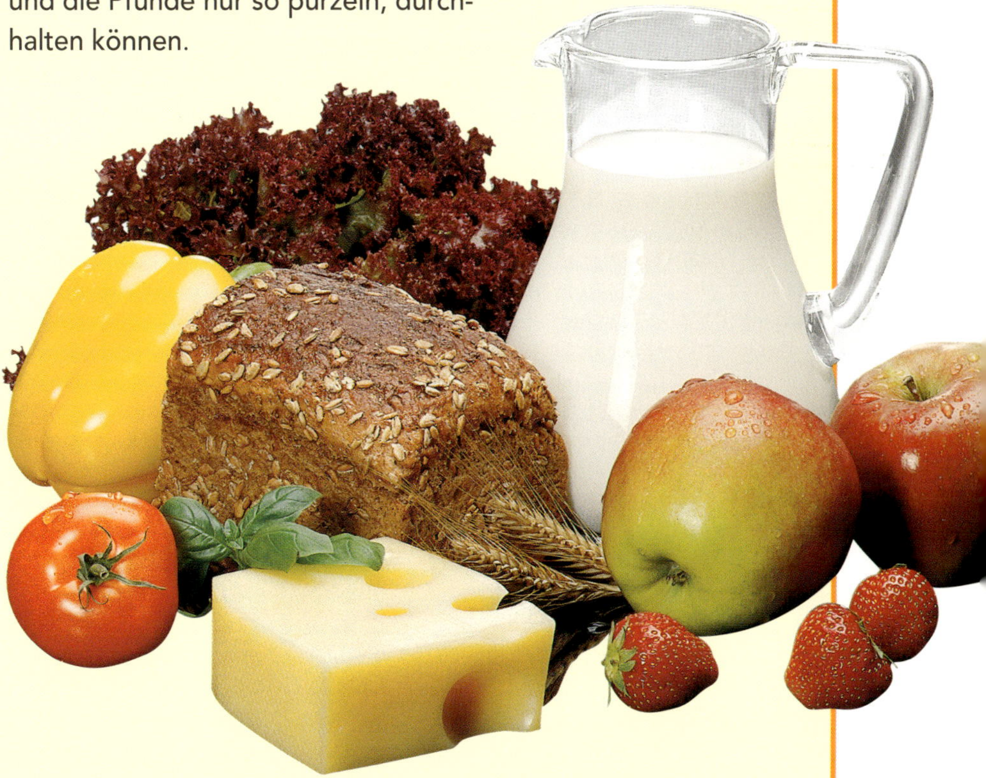

Die diätetische Vollversorgung nach Dr. Markert

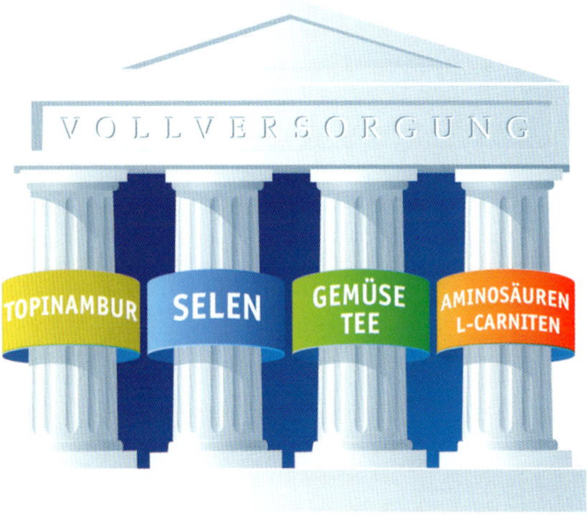

Topinambur

Topinambur ist eine alte Kulturpflanze der Indianer und wird in Mitteleuropa seit ca. 300 Jahren angebaut.
Die Knolle ist kalorienarm und besteht zu ca. 40 % aus natürlichem Inulin, das bei gleichzeitiger Flüssigkeitsaufnahme im Verdauungstrakt aufquillt und so sättigend wirkt.
Das Besondere: Der Verzehr wirkt sich nicht auf den Blutzucker aus, Heißhungerattacken bleiben aus.

Selen

Selen schützt die Zellen vor schädlichen Belastungen, es gehört zu den Antioxidanzien, die vor oxidativem Stress schützen. Selen schützt Zellen und Chromosomen vor schädlichen Formen des Sauerstoffs (Peroxiden) und vor Freien Radikalen sowie vor Umwelt- und Strahlenbelastung. Es kann somit die Gefahren des Rauchens etwas mindern, vor vorzeitiger Alterung schützen und das Immunsystem stärken. Äußere Merkmale ausreichender Selenversorgung sind schöne Haut, Nägel und Haare.

Gemüsebrühe und Tee

Bei der Markert-Diät meldet der Körper einen physiologischen Zustand des vermehrten Auftretens von sauren Stoffwechselprodukten (so genannte Ketoazidose), was aber völlig ungefährlich ist, wenn genügend getrunken wird bzw. zusätzlich zum Fasten noch deutlich basische Anteile zugeführt werden. Die liefert am gesündesten eine Gemüsebrühe und natürlich Tee.

Aminosäuren und L-Carnitin

L-Carnitin ist ein körpereigener Stoff, der zu 98 % in der Skelettmuskulatur und im Herzen vorkommt. Er wird vom Körper aus den beiden Aminosäuren Lysin und Methionin hergestellt. Eine besondere Rolle nimmt L-Carnitin innerhalb des Fettstoffwechsels ein. Es transportiert langkettige Fettsäuren direkt in die Mitochondrien, die „Kraftwerke" der Zellen, in denen die Fettsäuren verbrannt werden. Dadurch wird Energie freigesetzt. Carnitin unterstützt den Fettabbau und die Formung eines ausdauer- und leistungsfähigen Körpers.

Literatur

Albert, Ch. M. et al.: Blood levels of long-chain n-3-fatty acids and the risk of sudden death. Physicians Health Study. New England Journal of Medicine 346, 1113–1118, 2002

Frost, G. et al: Glycemic index as a determinant of serum HDL-cholesterol concentration. The Lancet. Vol. 353, March 1999, pp 1045–1048

Grussendorf, M.: Metabolismus der Schilddrüsenhormone. Untersuchung am gesunden und schwerkranken Organismus. Thieme, Stuttgart, 1988

Gustavsen H.S.M.: Bestimmung des L-Carnitin-Gehaltes in rohen und zubereiteten pflanzlichen und tierischen Lebensmitteln, Physiologisches Institut der tierärztlichen Hochschule Hannover

Hollmann, W. Hettinger: Sportmedizin: Grundlagen für Arbeit, Training und Präventivmedizin. Schattauer, Stuttgart, 2000

Katan, M., Grundy, S. and Willet, W.: Beyond low-fat diets. The New England Journal of Medicine. Vol. 337, August 1997, pp 563–566

Lurz, R., Fischer, R.: Carnitin zur Unterstützung der Gewichtsabnahme bei Adipositas, Ärztezeitschrift für Naturheilverfahren 39 (1) 12–15 (1998)

Markert, D.: Das Markert Training. Die 10 Workouts für 10 Kilo weniger. Midena, München, 2002

Markert, D.: Das neue Markert Erfolgsprogramm, Knaur, München, 2000

Markert, D.: Die Markert Diabetes Diät. Trias, Stuttgart, 2003

Markert, D.: Reduktionsdiät ohne Jo-Jo-Effekt in Klinik und Praxis zur (langfristigen) Prävention des metabolischen Syndroms. Haug. Heidelberg, 1999

Müller, D. M., Seim, H., Rotzsch, C., Richter, Th.: Oxidation von Triolein-1.1.1-$^{13}C_3$ bei Patienten mit ernährungsbedingtem Carnitinmangel, 16. Jahrestagung der Gesellschaft für pädiatrische Gastroenterologie und Ernährung, Bozen, 4.–6. April 2001

Müller, S.-D., Raschke, K.: Das Kalorien-Nährwert-Lexikon. Schlütersche Verlag und Druckerei, Hannover 2002

O'Dea. K. and Walker, K. Z.: Dietary composition can influence patterns of regional fat loss. Australian Journal of Nutrition and Dietetics, Vol. 55 Nr. 4 (Suppl), 1998, pp S 32–36

Randle P., Hales C.: The Glucose Fatty-Acid Cycle. The Lancet 1, S. 785, 1963

Richter, T., Seim, H., Rotzsch, C., Müller, D.M.: Carnitine deficiency and fatty acid oxidation in patients with long term formula feeding. In „Carnitin – Pathochemical Basics and clinical Applications" page 264, Eds. H. Seim, H. Löster Ponte Press, Bochum 1996

Siani, V.: Alim Nutr Metab 5, 89–92 (1984)

Singer, P.: Mechanismen der Blutdrucksenkung durch Omega-3-Fettsäuren. Ernährungs-Umschau 40, 328–330, 1993

Stevens, L. J. et al.: Essential fatty acid metabolism in boys with attention deficit hyperactivity disorder. Am.J.Clin.Nutr. 62(4), 761–768, 2002

Stevens, L. J. et al.: Omega-3-fatty acids in boys with behavior, learning, and health problems. Physiol. Behav. 59(4–5), 915–920, 1996

Willett, W.C. et al.: Relation of meat, fat, and fiber intake to the risk of colon cancer in a prospective study among women, New Engl. J. Med., 323(24): 1664–72, 1990

Willett, W.C., Skerrett, P. J.: Eat, Drink, and Be Healthy: The Harvard Medical School Guide to Healthy Eating. Simon & Schuster, Inc., 2003

Autoreninfo

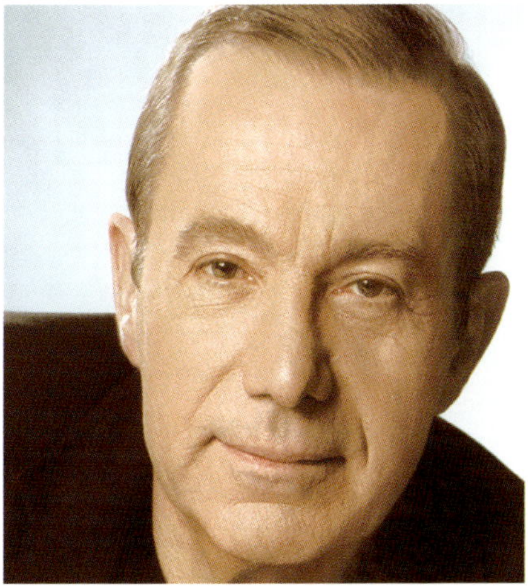

1945

Dieter Markert wird am 15. August in Heilbronn am Neckar geboren.

1971–1985

Studium der Medizin, Weiterbildung zum Facharzt für Anästhesie. Dr. Markert entwickelt ein besonderes Interesse an Naturheilverfahren und alternativen Heilmethoden wie Akupunktur, Homöopathie und Ganzheitsmedizin.

ab 1983

Dr. Markert steht in den Abschlussverhandlungen um den Chefarztposten einer der renommiertesten Fastenkliniken. Er musste damals mit ansehen, wie deren Leiter an der von ihm entwickelten Null-Diät starb. Es folgte ernsthafte Forschungsarbeit und die Entdeckung der spezifisch-dynamischen Wirkung (Anreizfunktion der Schilddrüse auf den Stoffwechsel) bei der Fettverbrennung und Senkung des Insulinspiegels.

ab 1986

Nach kurzer klinischer Tätigkeit in Frankfurt, Königstein und Wiesbaden eigene Praxis mit Schwerpunkt Schmerztherapie auf naturheilkundlicher Basis.

Behandlung unzähliger Patienten mit Stoffwechselerkrankungen jeglicher Art, besonders Übergewicht und Bewegungsmangel. Dr. Markert spezialisiert sich auf so genannte Problemfälle, Menschen, die schon unzählige Diäten durchlaufen haben und bisher immer wieder am Jo-Jo-Effekt gescheitert sind.

Daraus entwickelte Dr. Markert die erste jo-jo-freie Diät, die seit dem Jahre 1995 einen einzigartigen Siegeszug um die Welt angetreten hat und bis heute in Buchform weit über 2 Millionen Mal verkauft wurde. Sie ist zur erfolgreichsten Diät aller Zeiten avanciert.

Es folgen umfangreiche klinische Studien, unzählige Vorträge und Publikationen im In- und Ausland. Rundfunk- und TV-Sendungen machten Dr. Markert weit über die Grenzen Deutschlands hinaus bekannt. Sogar im Mutterland aller Diäten, den USA, ist seine Diät ein Geheimtipp.

1995–1998

Weiterentwicklung von Forschung und Lehre; die nach Dr. Markert benannte Diät wird in zahlreichen Arztpraxen, Kliniken und Sanatorien mit großem Erfolg auch dann eingesetzt, wenn bereits gesundheitliche Folgeschäden eingetreten sind, z. B. bei Fettstoffwechselstörungen, Bluthochdruck, Arteriosklersoe und vor allem Zuckerkrankheit.

1999

„Die Markert-Diät in der ärztlichen Praxis“ erscheint beim Haug Verlag.

2000

Anwendung dieser Erkenntnisse bei der Produktentwicklung von Multan und Entwicklung der inzwischen weltbekannten „Markert-Diät“.

Wissenschaftliche Anerkennung durch die Deutsche Gesellschaft für Erfahrungsmedizin.

Zahlreiche weitere Bücher und Publikationen aus seiner Feder zeigen sein einzigartiges Interesse und Talent für alle Fragen, die mit Ernährung, Diät und langem Leben bei völliger Gesundheit zu tun haben.

2003

Dr. Markert aktualisiert seine Diät unter Berücksichtigung neuester ernährungsmedizinischer Erkenntnisse.

Neu: die Diätpyramide als modernes Ernährungskonzept zur definitiven Überwindung von Übergewicht und Fettsucht, ein exklusiver 2-Wochen-Ernährungsplan.